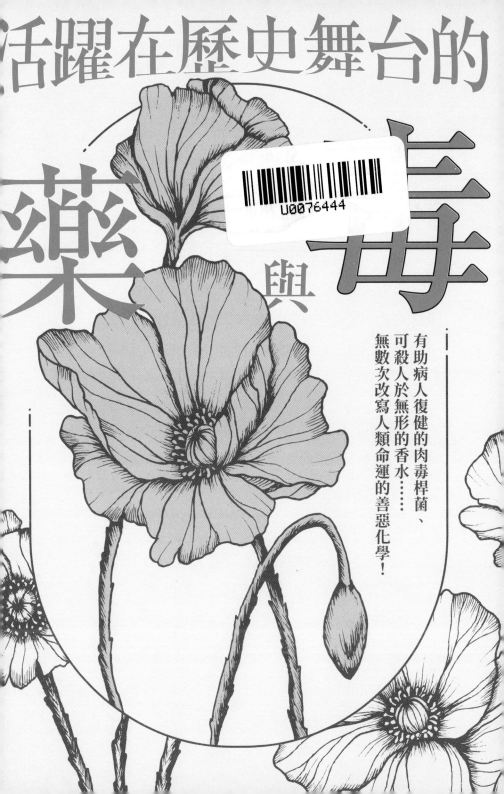

活躍在歷史舞台的

藥 與 毒

有助病人復健的肉毒桿菌、
可殺人於無形的香水……
無數次改寫人類命運的善惡化學！

## 善用毒與藥！

「毒與藥？這是兩種完全相反的東西吧？」──的確，少量毒物即可取人性命，但少量藥物卻能起死回生。人世間存在著毒物這種會對生命造成威脅的東西，真的是一種麻煩……。

然而真是如此嗎？我們真的不需要毒物嗎？譬如殺蟲劑對許多人而言也是一種毒物，但如果沒有殺蟲劑會發生什麼事呢？穀物因遭害蟲啃食而欠收，以害蟲為媒介的傳染病蔓延，地球上的77億人口或許將變得難以生存。

同樣地，氰化鈉和氰酸鉀都是人造毒物，但製造這兩種物質卻不是為了其毒性。氰化鈉的水溶液能夠融解黃金，因此對於鍍金工程或開採金礦而言都不可或缺。

還有許多毒物只要使用得當就能成為藥物。劇毒植物烏頭的毒性，用在中藥裡是重要的強心劑。河豚毒素也具有使用於止痛或治療心臟疾病的可能性，這樣的研究正在進行。能把人變成廢人、失去社會能力的劇毒鴉片，對於癌症患者而言卻是止痛良藥。

多數毒物只要少量且小心使用就能成為無可替代的藥物，反之藥物如果大量使用也可能變成毒物。換句話說「毒與藥不過就是劑量的差別」。

自然界充滿了毒與藥。據說光是日本就有大約5000種蕈菇類，其中3分之1具有毒性。植物也有許多種類具備毒性，過去人

類將這些植物作為狩獵用的毒餌，現在則使用於醫療，甚至是休閒時的嗜好品。

海洋中的藻類與小動物生產各種劇毒，這些毒性不只留存於生產者體內，也被許多魚類廣泛攝取並儲存在身體當中，成為保護自身的盾，或是捕食獵物的武器。

毒物與藥物不只來自大自然的動物、植物與礦物，也有許多由我們人類運用自身的知識與技術合成出來。

譬如美國人像信仰一樣依賴的阿斯匹靈、在英國前首相邱吉爾為肺炎所苦時救他一命的磺胺類藥物、作為預防醫學救人無數的疫苗、抗生素以及在新冠病毒疫情中出現的mRNA疫苗。

本書撰寫的目的是為了廣泛地介紹毒物與藥物的世界。如果讀了本書之後感到有趣的讀者，能夠進一步翻開化學、藥學、化學史等專業書籍，身為作者的我將會感到非常欣慰。

最後也想要對於在製作本書時付出莫大努力的Beret出版編輯部坂東一郎先生、編輯工房SHIRAKUSA的畑中隆先生，以及參考書籍的作者及出版社致上深深謝意。

齋藤勝裕

CONTENTS

# 第1章 毒與藥有什麼不同？

# 第2章 是毒還是藥？這就是問題！

# 第3章 毒如何殺人？

# 第6章 化學物質的毒性與藥性

# 第7章 迷幻藥與興奮劑的毒性

# 第8章 從天然物質中誕生的藥品

# 第9章 化學合成藥是人造醫藥品

# 第10章 救人性命的「未來醫藥品」預備軍

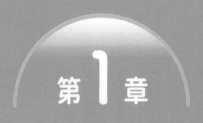

# 第 **1** 章

## 毒與藥
## 有什麼不同？

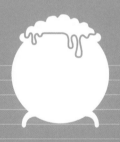

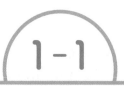

# 1-1

## 爲了對抗疾病與傷口
## 而誕生的「藥物」
### —— 藥的歷史

　　對古代人來說，應該沒有比「藥」更令人感激的東西了吧？牙痛、傷口疼痛或生病發燒等難受的時候，只要吃藥就能夠從痛苦中解放。他們說不定覺得藥是神明的恩賜。

### ●咒術與醫學

　　不過這樣靈驗的藥物也並非從遠古時代就存在。人類誕生之初，別說藥物了，想必連日常的糧食都無法滿足。被野獸弄傷、吃下腐敗的食物導致食物中毒、各種疾病……人類只能忍耐著這些痛苦，等待自己的體力恢復。

　　人類想必從一誕生就開始對抗受傷與疾病。受傷的原因明確，預防的方法也很簡單，只要不重蹈覆轍即可。

　　但疾病的原因想必難以得知，這麼一來該如何抵抗呢？

　　當時的人們想到的方法是借助神明的力量，因此仰賴「咒術」與「加持・祈禱」。

　　那個時候的支配者想必多半擅長加持・祈禱，他們就是所謂的巫師、咒師。據說古代日本邪馬台國的支配者**卑彌呼**或許也是其中之一。

在這樣的背景下，中國傳說中的人物「神農氏」就在西元前2740年出現。他親自嘗遍各種植物，研究這些植物的藥效，並傳授給人們。他所留下的著作《神農草本經》的謄本，長久以來都作為中藥的指針不斷流傳下去。

後來，史上記載的古文明也都留下自己關於藥物的記載，譬如寫在埃及莎草紙上的藥物功效等。其中被譽為歐洲文明起源的古希臘，在西元前400年左右出現了解明疾病原因的機會。

其中心是即便到了現代仍被尊稱為「醫學之父」的哲學家希波克拉底（Hippocrates，約西元前460年～370年）。不過在當時，無論是草木、礦物還是動物器官的一部分等存在於自然界的事物，都直接被當成藥物使用。

## ●近代化的序曲

文藝復興（14至16世紀）結束的17至18世紀間，科學的發展終於起步，而在其中一項領域「化學」，逐漸開始盛行探究生命體與有機化合物之間的關係。彷彿與之相呼應一般，醫學奠定了其作為「疾病的科學」的角色，開始致力於以科學方法究明疾病原因，找出預

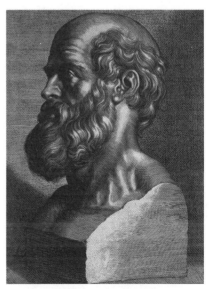

希波克拉底的版畫像
（1638年，魯本斯製作）

防方式。

　　金納（Edward Jenner，1749～1823）提出的天花預防接種，就可說是成果之一吧！到了19世紀後半，德國的柯霍（Robert Koch，1843～1910）發現了結核菌和霍亂菌，人們於是發現在過去被視為不治之症的**疾病，其實並非惡魔或惡靈作祟，而是由被稱為病原菌的「物質」所引起的**，並且也開始探究其原因。

　　至於藥學方面，過去被視為民俗藥方的**草木有效成分，到了19世界後開始被接二連三分離出來**。日本藥學會的首任會長**長井長義**（1845～1929），在1885年成功從植物麻黃中分離出專治氣喘的特效藥麻黃素，其功績也象徵著日本的藥學具備與世界各國相提並論的實力。

　　19世紀末期，從柳樹（楊柳）中發現的化學物質水楊苷，被改良合成為退燒消炎劑——乙酰水楊酸（市售名稱為阿斯匹靈）。阿斯匹靈至今在全世界依然有每年5萬噸的消費量，是人類史上重要的合成藥物。

## ●化學療法的驚人發展

　　後來隨著藥理學、生理學和生物化學的進步，開發

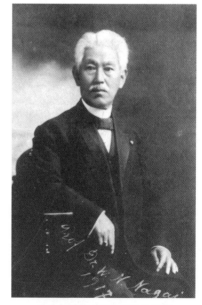

成功分離出麻黃素的長井長義

醫藥品時，開始從分子層級解釋其病理及藥效的發現機制，再加上合成技術與制劑技術的進步，其發展開始突飛猛進。

例如1910年開發的撒爾佛散，因作為特效藥治療當時極度猖獗的梅毒而受到矚目，不過這款藥品卻與天然藥物無關，純粹是從化學角度開發出來的。

進入20世紀後，隨著化學和生物學的進步，接二連三帶來新的發現和發明。1928年，英國弗萊明（Alexander Fleming，1881～1955）發現了以盤尼西林為首的抗生物質，在人類與細菌無止盡的戰爭中，提供給人類無與倫比的武器。

直到今天，化學療法藥物一直都是治療與預防各種傳染病的重要武器，為人類帶來貢獻。不只在傳染病的領域，具備抗癌作用的抗生物質的開發等，也從許多過去一直被視為不治之症的疾病中拯救了寶貴的生命。

## ●現代的新藥學

到了20世紀後半，因為在分子層級上釐清了藥物與受體之間的交互作用，劃時代的胃潰瘍治療藥希每得定因此誕生。此外，還開發出以癌細胞中特異性過度表現的分子為標的之「分子標靶藥」，為癌症的藥物治療帶來突破性進展。

現在隨著基因工程的進步，以及胜肽・聚醣修飾技術的提升，開始能夠大量製造生物體內的微量活性物質。此外，像胰島素這種蛋白質製劑以及利用免疫機制的抗體藥物也邁入實用化。最近還開發出利用藥物送達系統（DDS）優先將藥物送抵患部的技術。

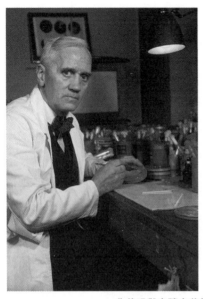
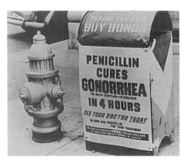

弗萊明與奇蹟之藥盤尼西林的宣傳廣告

推測將來根據基因資訊，提供最適合每位患者的治療方式的「精準醫學」也將正式上路。而與之同時發展的，則是由京都大學的山中伸彌教授所開發的iPS細胞移植療法。

以DNA為基礎的精準醫學，正朝著將患者鎖定為個人的方向發展。至於iPS細胞移植療法，則朝著拓展培養的iPS細胞所能移植的患者人數進展。

未來這兩項技術或許將攜手合作，致力於追求更貼近患者個人狀態的醫學，盡可能幫助更多的患者。醫療前途也將更加光明。

為了對抗疾病與傷口而誕生的「藥物」

## 毒與藥之窗

# 盤尼西林救了德川家康？

據說全世界第一位被盤尼西林拯救的人是德川家康。他在小牧・長久手之戰（1584年）時，傷口被金黃色葡萄球菌之類的細菌入侵，在背上形成巨大的腫包。眼看著他的病情日益惡化，其中一名家臣前往笠森稻荷神社，帶回了據說「對腫包有療效」的土糰子。

而家康將這顆長著青色黴菌的土糰子塗在腫包上，竟然將腫包治好了。推測這都要歸功於青色黴菌中所含的盤尼西林。

相傳這間神社的習俗是在疾病治癒後就要供奉米製成的糰子，或許這就是黴菌的繼代培養吧？長在糰子上的黴菌，說不定將提供給接下來的人使用。

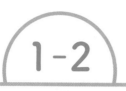

# 人類爲什麼<br>會追求「毒物」？

## —— 毒的歷史

　　自從亞當與夏娃被趕出樂園的那天起，人類就開始追求能夠幫助自己免受疾病與傷口之苦的藥物，

　　說不定與此同時，人類也開始追求能奪取他人性命的「毒物」。不知道這麼想是否會有點不敬，但當時的人類說不定也想給「那隻蛇」來一帖毒藥。

### ●人類會「追求毒物」？

　　人類在誕生之初仰賴採集經濟，靠著撿拾樹果與貝類爲生。但隨著人口增加，這種方式已不再可行。捕撈魚類需要使用漁網，獵取野獸則必須使用長槍或棍棒。

　　後來雖然發明了弓箭，可是弓箭的威力有限。如果是大型動物，說不定會屁股上插著箭消失在森林深處。該怎麼做才能抓到這些動物呢……答案就是「下毒」。

　　於是，人類學會了毒藥的功效和使用方法。這些毒物不僅被使用於動物，最後也開始被用在人類同胞身上。

　　民族之間戰爭時，會在長槍或弓箭尖端塗上毒藥。而這些毒

物到了最後，甚至被用於解決同一民族之間的敵對關係。於是善於用毒的人出現，這些人的地位，比什麼都不知道的人更高。巫師、薩滿和卑彌呼女王便因而誕生。

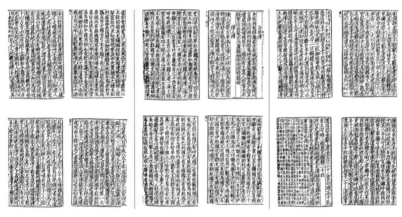

《魏書》中關於「倭」的記述（提到邪馬台國與卑彌呼）

## ●毒藥在中世紀是「暗殺」的手段

「石見銀山的老鼠藥」在江戶時代非常暢銷。這是在世界文化遺產島根縣石見銀山附近採集的砷（正確來說是三氧化二砷 $As_2O_3$，俗稱亞砷酸或砒霜）。這種物質無色無味無臭，少量少量地攝取不會有症狀，但累積量超過臨界值（閾值）後將會奪走被害者的生命，是非常危險的毒物。

砷在當時被用來當成暗殺手段，不僅在日本，甚至在全世界都有不計其數的重要人物命喪於此。一般認為在日本眾所皆知的「家族鬥爭」中，使用的毒藥幾乎都是砷。

在文藝復興時期的歐洲，羅馬教宗亞歷山大6世（1431～1503）發動了多起暗殺事件。據說他會羅織罪名將看上的富商監

禁在教廷監獄，而後使用家傳毒藥將其暗殺，沒收其資產資助拉斐爾和米開朗基羅等人。義大利的富商難以忍受，他們為了檢測砷，想出了使用銀製餐具的方法。

為什麼會使用銀製餐具呢？據說銀與砷反應會變黑，因此富商們或許打算在看到銀器變黑時逃出。但遺憾的是，砷並無法使銀器變黑，會變黑其實是因為當時的砷含有硫這種雜質，而銀與硫反應會變黑，使用銀製餐具就是基於這樣的原因。

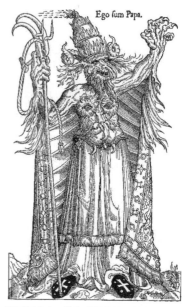

Ego fum Papa.

將亞歷山大6世畫成惡魔的諷刺畫

可無論如何，當少量的硫使銀器變成黑色時，被害者或許早就已經命喪黃泉了。

據說當時教會的傳教士也會服用砷，因為在宣揚神的教誨時，臉色紅潤精神飽滿的樣子缺乏說服力，看似即將去見上帝的病容反而較適合，因此他們習慣服用砷，看來聖職者也不輕鬆。

也有一說認為，拿破崙不是死於胃癌，而是被砷暗殺。至於現代，1998年造成4人死亡的和歌山毒物咖哩事件也讓人記憶猶新。

人類為什麼會追求「毒物」？

## ●公開使用的毒物有3種

近現代的毒物依照使用方式大致可分為兩種，一種是光明正大（公開）使用的毒物，另一種則是偷偷摸摸（祕密）使用的毒物。

公開使用的毒物有三類。第一類是以殺蟲劑為代表的農藥，第二類是化學武器，但目前被禁止使用，最後一類則是會導致公害的毒物。

使用殺蟲劑的目的是為了消滅第二次世界大戰後從士兵屍體湧出的蛆，而用於此一目的的就是**DDT**。DDT是由奧地利化學家於1873年合成出來的物質，但當時並不知道這種物質具有殺蟲效果。DDT的殺蟲效果是在1939年由瑞士化學家保羅·赫爾曼·穆勒（1899～1965）發現的，他在1948年因為這項發現而獲得諾貝爾生理學或醫學獎。

後來發現，像DDT這樣的氯系殺蟲劑不僅對昆蟲有害，對人類也有害，於是開發出磷系殺蟲劑，沒想到這種殺蟲劑同樣會對人體造成傷害，於是現在使用的殺蟲劑都是類尼古丁系之類的。不過這類殺蟲劑可能會干擾蜜蜂的歸巢本能，是個令人擔心的副作用。

化學武器的使用在第一次世界大戰時成為問題，而造成問題的是德軍在比利時伊普爾使用的氯氣。據說這種氣體在一天之內造成5000名英國士兵喪生。雖然當時有禁止使用化學武器的條約，卻因為缺乏罰則而沒有效力。

後來到了第二次世界大戰，除了氯氣之外，還使用了俗稱芥子氣的二氯二乙硫醚、光氣、氰化氫等各種毒氣，造成了慘重的

結果。

至於沙林毒氣等磷系化學武器，雖然未使用於第二次世界大戰中，但據說當時已經開發出來了。這是將磷系殺蟲劑的效果增強之後的物質，也因日本的地鐵沙林事件而聞名。

而公害方面，由有機水銀造成的水俁病（熊本縣、新潟縣）、由鎘引起的痛痛病（富山縣）等重金屬公害最為聞名，此外還有由硫氧化物SOx引起的四日市哮喘等。

至於引起全球規模公害的物質，則有引起臭氧層破洞的氟氯碳化物、導致酸雨的硫氧化物SOx和氮氧化物NOx，以及引起全球暖化的二氧化碳等。

## ●主角從砷變成鉈、釙

暗地裡使用的毒物，直到近、現代依然持續使用。但砷似乎已經結束其作為暗殺藥的使命。因為多虧了近代開發出檢測砷的方法，如果用砷暗殺，犯行輕易就會被揭穿，這麼一來就無法稱之為暗殺了。因此砷再也不是能夠使用於暗殺的「愚者之毒」。

取而代之的是鉈。鉈是一種新的金屬元素，在1861年發現，從發現之初就知道其含有劇毒。而鉈在日本也已經被使用於好幾起的犯罪事件當中。

現代象徵性的毒物應該是放射性元素釙吧！這是瑪麗居禮（1867～1943）發現的元素，釙（polonium）這個名稱來自她的祖國波蘭（Poland）。釙在自然界幾乎不存在，因此需要的時候，就利用反應爐的原子核反應製造。2006年在英國發生了一起利用釙的暗殺事件。被害者是流亡的俄羅斯人。暗殺發生在倫敦

的一家壽司吧，被害者的壽司被撒上了釙粉，因釙在體內釋放出α射線，導致被害者在幾天之後死亡。

只有國家最高層級的人物才能夠運用釙，因此這起犯罪被視為基於國家意志的暗殺，引起了軒然大波。

2017年，北韓最高領導人金正恩的親哥哥金正男在馬來西亞機場被暗殺。當時使用的毒藥是化學武器VX，這也是國家權力才能使用的毒藥，因此也有人推測是國家層級的暗殺。

## ●悄悄接近我們的「毒品」

由此可知，毒物直到現在都隱藏在我們周遭，等待著出場的時機。而在你身邊等著趁虛而入的毒物，則有迷幻藥、興奮劑、大麻或非法藥品等。其魔爪不僅侵襲了被當局逮捕的演員、歌手等藝人，最近甚至伸向國高中生。說到毒物大家往往會覺得事不關己，不過這些物質其實正以「毒品」的形式朝著我們接近。我們將在第 7 章更詳細來看這些「毒品」。

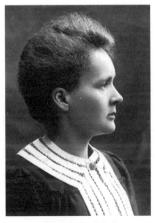

發現釙的居禮夫人

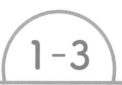

# 1-3

## 是毒還是藥？
## 取決於「劑量」

—— 毒物的標準

### ●只要過量都是毒？

　　有這樣一句格言「毒與藥不過就是劑量的差別」。換句話說，是毒還是藥，端視劑量而定。說得更明確一點，毒與藥是同樣的東西，只要改變劑量，藥物就有可能變成毒物，毒物也可能成為藥物。

　　毒物可能縮短，甚至奪取人的性命。但同樣都是生命，我們基本上不會說殺死害蟲或壞菌的殺蟲劑、殺菌劑是毒藥。殺蟲劑之所以會被稱為毒，是因為現在的殺蟲劑也可能奪取人命。至於對人體無害的殺菌劑，則與消毒藥同樣被視為藥品。

　　那麼什麼樣的物質會縮短人的壽命呢？希臘有句格言是「過量即為毒」。說得更直白一點就是「只要大量攝取，任何物質都是毒」。

　　美國在2007年舉辦喝水大賽，喝下7.5L的水並取得優勝的28歲女性，在比賽結束後覺得頭痛眼花，幾個小時之後死亡。經醫師判斷，她的死因是「水中毒（別名：稀釋性低血鈉症）」。大量攝取水分將導致血液中的鈉濃度過低，引起頭痛、想吐、痙攣

等症狀。若重症將導致腦水腫，最壞的狀況將會致死。

## ●從經口致死劑量判斷「毒」的強度

由此可知，就算是水，只要大量攝取也會奪人性命。除此之外，一下子攝取大量酒精將導致急性酒精中毒而喪命，即使是砂糖，持續地大量攝取也會因糖尿病而縮短壽命。

然而，水、酒、砂糖通常不會被稱為毒物。這些物質與毒物的差別在哪裡呢？答案是**毒物只要「少量」就會縮短人的性命**。

那麼縮短性命的「少量」到底是多少？

這張表格是一例。表格中顯示的是有毒與無毒的大致參考量。**經口致死劑量**指的是成人吃下或喝下將會導致死亡的量。換句話說，經口致死劑量愈低，毒性愈強。

図1-3-1 ●對人的經口致死劑量（每公斤）

| 無毒 | 比15g多 |
| --- | --- |
| 少量 | 5～15g |
| 稍強 | 0.5～5g |
| 非常強 | 50～500mg |
| 劇毒 | 5～50mg |
| 超劇毒 | 比5mg少量 |

根據日本的「有毒暨有害物質取締法」規定，致死劑量2g左右的物質是「**有毒物質**」，至於致死劑量稍高，約2～20g的則是「**有害物質**」，被列為有毒物質的有106種，「有害物質」則有

335種。

　　無論是有毒物質還是有害物質，實驗室等保管或使用時，都必須存放於能夠上鎖的鋼鐵製儲物櫃中，每次使用時也有在使用簿上登記的義務。同時也規定，若是有毒物質，必須在儲物櫃的門上用紅底白字寫明「非醫療用有毒物質」，有害物質則是用白底紅字寫明「非醫療用有害物質」。

## 毒與藥之窗

# 香菸的尼古丁是劇毒

　　過去多數男性都會吸菸，開會時房間的天花板總是飄著淡青色的煙霧。

　　對照後面介紹的毒物排行榜（參考30頁）就會知道，尼古丁是比氰酸鉀更猛烈的劇毒。以前曾有一個說法，只要三捲紙菸就能殺人。也曾發生過嬰兒誤食香菸的意外，但據說菸草吃起來辣辣的，嬰兒無法吃太多，不需要太過擔心。誤飲菸灰缸裡為了安全而裝入的水比直接吃香菸更危險，尼古丁融解在水裡，喝下去之後將隨著水抵達胃部。

　　吸菸的人竟然把如此危險的物質裝在胸前口袋裡，真希望能用紅線在他們口袋外側繡上「非醫療用有毒物質」。

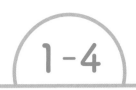

# 1-4

# 毒與藥的強度與標準？

## —— 統計的方法

雖然說都是毒或藥，但也有許多種類。有些是只要稍微舔到一點就會喪命的劇毒，但也有除非大量服用否則不會對生命造成威脅的弱毒。毒性強弱就如同上一個單元介紹的，透過「經口致死劑量」來展現。而就算是藥物，也有效果好壞的差別。

## ●毒的半數致死劑量$LD_{50}$

實際上，對毒物的耐受性存在個體差異，也取決於當時的身體狀況。

人們為了消除這類誤差，想出了統計性的方法，即**半數致死劑量$LD_{50}$**。

假設有100隻檢體，餵食這些檢體毒藥並逐步增加毒性。當劑量低的時候，應該還沒有檢體死亡。然而，當劑量逐漸增加時，檢體開始一隻隻死去，不久之後半數（50隻）死亡，最後所有的檢體都死亡。以圖表來呈現這樣的情況，形成了S形曲線（sigmoid curve）。半數檢體死亡時的攝取劑量就稱為$LD_{50}$。劑量顯示的是相對於檢體每公斤體重的量。因此，若是體重60kg的

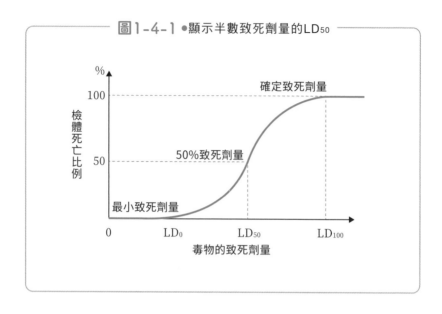

圖1-4-1 ●顯示半數致死劑量的LD50

人，LD50就應該乘以60。

　　不過這樣的實驗多半使用小鼠進行。耐受性除了個體差異之外，也存在物種差異，將LD50套用於人體時，終究只是參考值，這點必須注意。

## ●毒物排行榜

　　接下來的表格整理出幾種毒物的LD50，愈上方的物質代表毒性更強。

　　最上方的兩種是肉毒桿菌毒素與破傷風毒素，這兩種毒素分別由肉毒桿菌與破傷風桿菌產生，毒性比排名第3的植物毒素離胺酸強 3,000 倍和 200 倍。此外，毒素（toxin）指的是「生物分泌的毒」，至於一般使用的毒藥（poison）指的則是「一般的毒」，兩者的意思不太一樣。

## 圖 1-4-2 ● 毒物強度排行榜

| 順位 | 毒物名稱 | 致死劑量 $LD_{50}$(μg/kg) | 來源 |
|---|---|---|---|
| 1 | 肉毒桿菌毒素 | 0.0003 | 微生物 |
| 2 | 破傷風毒素 | 0.002 | 微生物 |
| 3 | 離胺酸 | 0.1 | 植物（蓖麻） |
| 4 | 菟葵毒 | 0.5 | 微生物 |
| 5 | 箭毒蛙鹼 | 2 | 動物（箭毒蛙） |
| 6 | 河豚毒素 | 10 | 動物（河豚）／微生物 |
| 7 | VX | 15 | 化學合成 |
| 8 | 戴奧辛 | 22 | 化學合成 |
| 9 | 氯化筒箭毒鹼 | 30 | 植物（箭毒） |
| 10 | 海蛇毒 | 100 | 動物（海蛇） |
| 11 | 烏頭鹼 | 120 | 植物（烏頭） |
| 12 | 鵝膏蕈鹼 | 400 | 微生物（蕈菇） |
| 13 | 沙林 | 420 | 化學合成 |
| 14 | 眼鏡蛇毒 | 500 | 動物（眼鏡蛇） |
| 15 | 毒扁豆鹼 | 640 | 植物（毒扁豆） |
| 16 | 番木鱉鹼 | 960 | 植物（番木鱉） |
| 17 | 砷（$As_2O_3$） | 1,430 (1.43mg) | 礦物 |
| 18 | 尼古丁 | 7,000（7mg） | 植物（菸草） |
| 19 | 氰酸鉀 | 10,000（10mg） | KCN |
| 20 | 昇汞 | 0.2~0.41 ($LD_0$) | 礦物($HgCl_2$) |
| 21 | 醋酸鉈 | 35 | 礦物($CH_3CO_2Tl$) |

修改自《圖解雜學毒的科學》舟山信次著（NATSUME社）

排名第4的菟葵毒是一種別名「珊瑚礁毒」的毒素，原本存在於棲息在南洋的魚貝類身上，但最近受到海水暖化的影響，也出現在棲息於日本近海的石鯛身上，因此必須注意。

排名第5的箭毒蛙鹼，則是棲息於南美，體長2～3cm的箭毒蛙所分泌的劇毒。當地的狩獵民族在過去會將這種毒藥塗在弓箭上，因此稱為箭毒。弓箭是一種方便捕獵遠方獵物的工具，但由於威力較小，難以將獵物射殺，因此塗上毒藥以增加威力。

愛努人則使用排名第11的烏頭鹼作為箭毒。排名第9的筒箭毒鹼也屬於箭毒。棲息於紐西蘭的知名毒鳥也具有箭毒蛙鹼，推測這是因為斑點鶇獵食箭毒蛙而導致其毒性累積體內。

從排名第1的肉毒桿菌毒素到第6的河豚毒素都是天然毒。排名第7的VX是人類製造的化學武器，也被使用於2017年的金正男暗殺事件。

排名第8的戴奧辛，則是燃燒氯化物所產生的毒物。排名第10的海蛇毒雖然也是蛇毒，毒性卻比第14的眼鏡蛇毒強上5倍。

排名第11的烏頭鹼是日本3大有毒植物之一烏頭所含有的毒物，也因為在中藥裡作為強心劑使用而聞名。正可說是「毒與藥不過就是劑量差別」的絕佳例子。

排名第13位的沙林是一種化學武器，1995年發生的「地下鐵沙林毒氣事件」中，奧姆真理教使用的就是這種化學物質（毒物）。

排名第17的砷是知名的暗殺用毒藥，據說拿破崙也被這種毒藥暗殺，但這個傳說真假不明。1998年發生的「和歌山毒咖哩」事件中，造成67人中毒，其中4人死亡的也是這種毒藥。

排名第18的尼古丁是香菸中所含的毒素，第19名的氰酸鉀則是推理劇中的知名毒藥。聽到香菸的毒性比氰酸鉀強或許會讓人感到不可思議，但比較兩者的半數致死劑量$LD_{50}$，尼古丁是7mg，氰酸鉀是10mg，因此尼古丁的毒性確實強過氰酸鉀。

排名第21的鉈取代砷，被稱為「現代的暗殺藥」。日本也在2005年發生靜岡的高中女生讓母親服用這種毒物，並於筆記上清楚記載其狀態變化的知名事件。

## ●藥物的半數有效劑量$ED_{50}$

藥物也一樣，有些藥物只要少量就非常有效，但也有藥物除非大量服用否則沒什麼效果。針對藥物效果進行和毒物同樣的實驗，半數檢體治癒時的攝取量稱為**$ED_{50}$**。

圖中的A與B，是將藥品A與藥品B的LD曲線及ED曲線放在同一個座標軸上所繪製出來的圖。

藥品A的$ED_{50}$與$LD_{50}$相當接近，當服用的患者半數治癒時（$ED_{50}$），15％的患者超越了LD曲線，也就是死亡。因此簡單來說，100人服用了$ED_{50}$的劑量時雖然有50人治癒，但已經有15人死亡，兩相抵消之下只治癒了35人。這是攸關生死的一大賭注，像這樣的藥物太過危險，不應該服用。

至於藥品B的$ED_{50}$與$LD_{50}$離得很遠。服用$ED_{100}$的劑量能夠100％治癒，而且需要大幅超過這個量才會死亡。如果有人因為服用這樣的藥物過世，那麼他很有可能是蓄意服用，換句話說就是事故或自殺。因此這樣的藥物應該非常安全。

記住$ED_{50}$與$LD_{50}$不會有壞處。

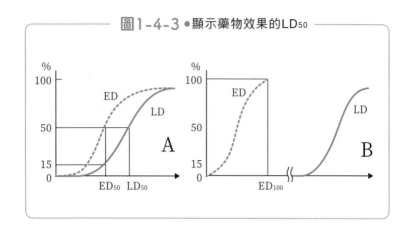

圖1-4-3 ● 顯示藥物效果的LD₅₀

## 毒與藥之窗

# 毒與藥的分子結構

　　毒與藥的區別，追根究柢就是被稱為毒與藥的「化學物質」，對生物體所產生的作用不同。之所以會出現這樣的差異，根本原因或許在於<u>這些化學物質在分子結構上的特殊性</u>。

　　不過，有些天然物質的分子結構非常複雜。因此就現階段而言，很難光看天然物質的分子結構就斷定「這是毒」或「這是藥」。本書中介紹了就複雜性來看，堪稱兩大物質的維生素B₁₂（詳見41頁）與劇毒莵葵毒（詳見127頁）。

　　這裡再介紹另一種結構複雜的劇毒雪卡毒素。請大家仔細觀察大自然的奧妙。

結構複雜的雪卡毒素

# 第2章

## 是毒還是藥？
## 這就是問題！

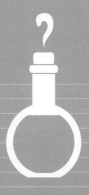

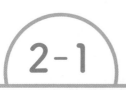

## 2-1

# 「毒的副作用」 讓毒物變成藥物？

## ── 沙利竇邁事件

　　正如我們在第1章中看到的，如果服用的藥品超過容許劑量，依然會縮短人的壽命。這樣的作用就稱為副作用，而沒有副作用的藥品可說是不存在。

　　反之，被認為是毒物的物質也可能發揮療效。但這樣的案例可稱為「毒物副作用」嗎？關於能夠被稱為「毒物副作用」的案例，將在本節的最後介紹。

## ●可怕的「藥物副作用」

　　1957 年，德國製藥公司格蘭泰推出了自己公司研發的睡眠導入劑沙利竇邁（非巴比妥氧化合物），藥品名稱是反應停（contergan）。反應停的效果溫和，廣受市場好評。

　　然而，就在反應停推出後不久，醫療從業人員之間開始出現奇怪的傳聞，那就是「最近誕生了幾例以前沒有看過的畸形兒」。這種畸形是沒有手臂，看起來就像海豹，因此被稱為「海豹肢症」。

　　經調查發現，生下這種畸形兒的母親，在懷孕初期服用過反

應停。換句話說，沙利竇邁這種溫和的安眠藥，實際上或許有著可怕的「副作用」。

這樣的傳聞原本只在醫療相關人員之間流傳，但西德（1990年之後成德國）研究人員終於下定決心，在1961年的研討會中發表這項消息。研討會上一片譁然。而後格蘭泰公司在研討會發表後的不到10天，就迅雷不及掩耳地停止販賣反應停，並將已經在市面上流通的反應停即時召回。

儘管這項緊急措施阻止災情進一步擴大，但沙利竇邁依然導致許多人受害，其被害者人數在西德有3059人，日本有309人，英國有201人，加拿大有115人，瑞典有107人，總數高達3900人。此外還有許多死產，雖然實際人數不明，但推測被害者的總數推測超過5000人。

然而，在德國作出停售決定後，過了半年以上日本才跟進（1962年9月停售）。如果日本能夠早一步採取止血措施，日本的309名被害人中或許有些就能夠得救。

## ●一種是藥，另一種是毒？

沙利竇邁的原因在於「其分子結構屬於鏡像異構物」。鏡像異構物指的是兩兩成對，其關係彷彿左右手的分子。鏡中的右手將變成左手，左手則變成右手。但是右手與左手是不同的手。像這樣的關係就被稱為「鏡像關係」。

圖2-1-1顯示的是沙利竇邁的結構。其結構有A與B兩種，彼此互為鏡像。這兩種分子是彼此不同的分子。

鏡像異構物的「化學性質」完全相同。因此不可能只合成A

圖 2-1-1 ● 沙利竇邁的鏡像結構

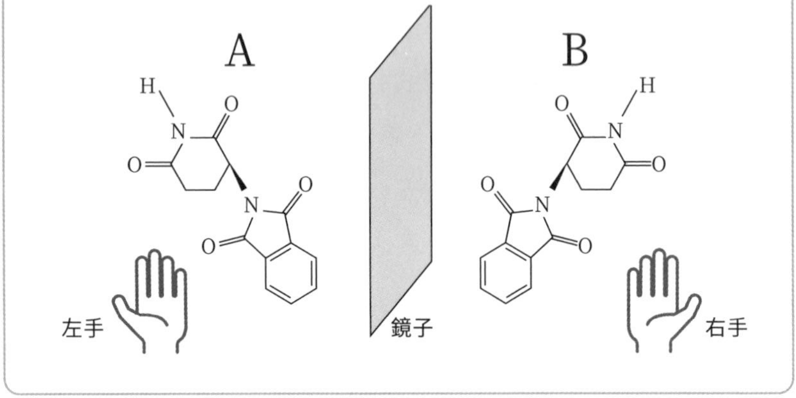

A

鏡子

B

左手

右手

或者只合成B。無論想要製造哪一種，最後都必定會得到A：B＝1：1的混合物，稱為「消旋混合物」。而透過一般的化學方法也不可能將A與B分離。

　　然而，鏡像異構物的「光學性質」與「生理性質」完全不同，甚至可能一種是藥，另一種卻是毒。以沙利竇邁為例，A與B的其中一種具備「催眠作用」，但另一種卻具備「致畸胎性」。

　　鏡像異構物的「化學性質」完全相同。因此不可能只合成A或者合成B。無論想要製造哪一種，最後都必定會得到A：B＝1：1的混合物，稱為「消旋混合物」。而透過一般的化學方法也不可能將A與B分離。

　　然而，鏡像異構物的「光學性質」與「生理性質」完全不同，甚至可能一種是藥，另一種卻是毒。以沙利竇邁為例，A與B的其中一種具備「催眠作用」，但另一種卻具備「致畸胎性」。

　　既然如此，如果只服用具有催眠作用的那一個不就沒事了嗎？多數鏡像異構物都是這種情況，雖然難以分離，但總是有辦

法只把具有藥效的那一種分離出來，而只要服用這種即可。

但沙利竇邁之所以會被稱為「魔鬼之藥」原因就在這裡。**沙利竇邁是一種特殊的鏡像異構物**，即便只服用A或只服用B，過了大約9小時後，A就會變成B，而B又會變成A，最後變成A：B = 1：1的消旋混合物。換句話說，**就算辛辛苦苦將A與B分離，服用之後「結果還是一樣」**，正可說是不折不扣的魔鬼分子

## ●毒物副作用？作為抗癌藥物的療效！

後來發現，沙利竇邁具有重要的療效。這款魔鬼之藥竟然有「抗癌作用」。

研究沙利竇邁的藥害後發現，沙利竇邁引起的生理現象之一是妨礙微血管生成。懷孕初期正是胎兒的手臂生成、發育的時期，微血管的生成在這段時期遭到阻礙，將導致養分無法送抵原本應該生成、發育的手臂，導致生下來的嬰兒沒有手臂。

不過，這種作用也可以阻礙正在發育的癌細胞微血管生成。換句話說就是可以阻止癌細胞增殖。因此將沙利竇邁用於治療癌症，能夠獲得良好的效果。

沙利竇邁的療效還不只如此。糖尿病性失明是由於視網膜中無用的極細微血管增生，後來這些微血管破裂出血所導致。於是也試著將沙利竇邁使用於這些患者身上，果然也發揮療效。除此之外還發現沙利竇邁具有抑制痲瘋病疼痛的效果。

沙利竇邁曾一度被貼上「毒物」的標籤，但其毒性也具備藥效，因此或許可稱之為「毒物副作用」。

曾經被禁止製造、販賣、使用的沙利竇邁最近再度登場。但

這次不再是一般市售藥，而是必須在醫師嚴格監視下特別開立的處方藥。

## 毒與藥之窗

# 味素與鏡像異構物（D式、L式）

　　典型的鏡像異構物是氨基酸，有D式和L式這兩種鏡像異構體。味素就是麩醯胺酸這種胺基酸的L式。早期的味素從天然的小麥粉中提煉，後來改為化學合成。麩醯胺酸雖可透過化學合成製造，但製造出來的D式與L式比例為1：1，而D式沒有味道。

　　現在的味素透過微生物發酵製造，因此只有L式，全部都具有「鮮味」。

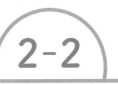

# 氯碘奎醇也是
# 「毒的副作用」

—— 斯蒙症

1960年代到70年代，是水俁病、痛痛病等「公害」的陰影壟罩日本的時期。但在這個時候還沒有公害的概念。恰巧在這段時期，症狀前所未見的疾病在日本各地出現許多案例，全日本的人們都擔心自己已經罹患，或是即將罹患這種疾病。

## ●不是地方性流行病，而是公害

首先是發生劇烈腹痛，接著2～3週後出現下肢麻痺、無力和步行困難等症狀。最後舌頭長出綠色毛苔，大便變綠，甚至發生視力障礙，連醫生都沒看過這樣的症狀。除此之外，還會併發白內障、高血壓等。雖然其特徵是患者以女性居多，但也出現不少男性患者。

原本以為這種症狀只出現在特定地區，屬於原因不明的「地方性流行病」，並以發病者多的區域命名為釧路病或戶田怪病。像這種發生在特定地區的奇特病變，在當時都被歸類為「地方性流行病」。

不過大約從這個時候開始，人們也逐漸意識到所謂的地方性

流行病其實才不是什麼地方性疾病，而是<u>周邊化工廠散布的化學汙染物質所造成的「公害」</u>。因此也有人推測「這種疾病或許也是公害的一種？」但與公害不同的是，患者不只出現在工業區。

最後這項疾病被命名為「**斯蒙症**」，但病因不明，甚至還有人認為是病毒造成的。但調查結果卻發現「原因是藥害」。

造成這項疾病的藥物是<u>氯碘奎醇</u>。氯碘奎醇是1889年在瑞士開發出來的殺菌性塗抹用藥劑，從戰前就在國內外生產。其用途僅限於外用消毒和治療阿米巴痢疾（內服），生產量也極少。但日本卻在1939年為了軍用而大量生產。

研究斯蒙症的結果發現，這項疾病是服用整腸劑氯碘奎醇所引起的神經障礙。換句話說就是藥物副作用，也就是所謂的**藥害**。這起事件最後演變成患者人數多達1萬1000人的一大藥害，並發展成史無前例的大規模集體訴訟。

## ● 毒物（氯碘奎醇）副作用──阿茲海默症的特效藥

隨後的研究表明，斯蒙症是缺乏維生素B12所造成的。換句話說就是「氯碘奎醇破壞了體內的維生素B12」。因此只要在服用氯碘奎醇的同時也服用維生素B12就能防止藥害。

不過，後來澳洲、美國等的進一步研究發現，氯碘奎醇對於重度阿茲海默症患者來說卻是特效藥。至於理由則不清楚。這是不是也和沙利竇邁一樣，可稱為「毒物副作用」呢？

氯碘奎醇的藥害是缺乏維生素B12所導致的。而大家普遍都知道，維生素 B12的化學特徵就是含有3價鈷離子$Co^{3+}$。如果只要移除鈷離子$Co^{3+}$就能治療阿茲海默症，那是否可以推斷「阿茲海默

症的病因或許是3價金屬離子」呢？

　　體內的3價金屬離子有鐵離子$Fe^{3+}$和鋁離子$Al^{3+}$。而且從以前就知道鋁離子會導致暫時性的認知功能衰退。但阿茲海默症卻又和暫時性認知功能衰退不同。

　　看來人體與毒物・藥物的關係，或許是才剛開始步上軌道的研究。

圖 2-2-1●氯碘奎醇(左)與維生素B12（右）的結構

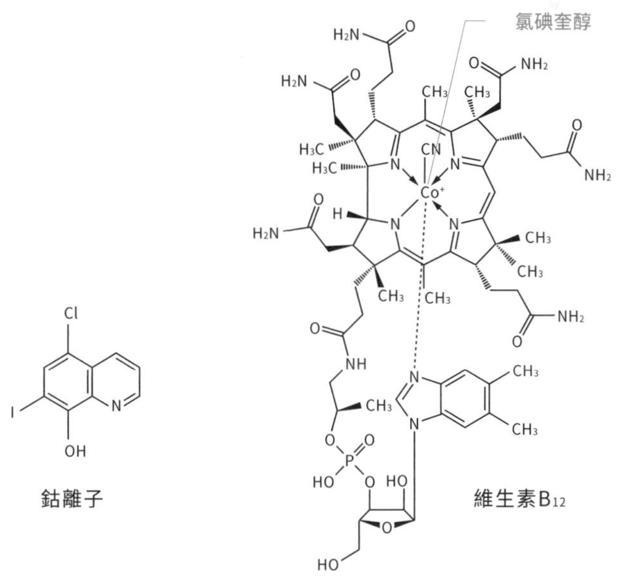

鈷離子

維生素B12

## 毒與藥之窗

# 失智症·阿茲海默症

「失智症」在以前曾被稱為「痴呆症」。但痴呆一詞包含的貶義被視為問題，因此日本的厚生勞動省在2004年的用語檢討會中，決定改以「失智症」取代。

失智症不是疾病，而是疾病引起的症狀。這是一種由於認知功能低落而影響社交生活及日常生活的狀態。至於「阿茲海默症」則是引起失智症的原因之一。

阿茲海默症是一種導致認知功能低落的疾病，原因是乙型類澱粉蛋白在腦中累積。累積在腦內的異常蛋白質最終會破壞腦神經細胞，降低認知功能。因阿茲海默症而導致失智的情況，就被稱為阿茲海默型失智症。

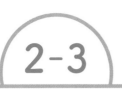

# 2-3

# 藥害是什麼樣的傷害？

—— **C型肝炎、藥害愛滋事件、庫賈氏症**

第
2
章

？
是
毒
還
是
藥
？
這
就
是
問
題
！

　　毒物有時候會被當成藥物使用，但藥物有時也會突然變成毒物。其中也有一些通用的藥物，不管怎麼看都是「不折不扣的毒物！」

　　醫藥品最終對患者造成傷害的情況就被稱為「藥害」。前述的沙利竇邁與斯蒙症都屬於藥害。接著再繼續來看其他藥害的案例。

## ●藥害肝炎——10 年後終於禁止使用

　　日本大約有 5,000 名血友病患者。血友病患者缺乏止血所必需的凝血因子，因此如果出血就難以停止。當他們出血時，會使用由人類血液製成的血液製劑治療。

　　當初在製造這些製劑時，並未經過將**病毒滅活**的加熱處理。日本在最早期的時候，是利用一或二名少數供血者的血液製造所有必要的血液製劑（冷凍沉澱品）。不過到了最後，卻改由數千到兩萬名以上供血者的血漿混合液大量製造。

　　然而，大批供血者中哪怕只有一人感染肝炎病毒，就有汙染

所有混合液的風險。因此相較於只靠一到二人的血液製作而成的血液製劑，出現大量病毒感染者的危險性更高。

1960年代就有人指出這樣的危險性，美國的FDA（食品藥物管理局）於是在1977年取消製劑的許可。但這樣的製劑在日本卻從1964 年一直販賣到1988 年。

結果發生的就是「C型肝炎」。肝炎是肝臟細胞遭到破壞導致肝功能惡化的疾病。幾乎所有肝炎都是病毒感染造成的病毒性肝炎，根據病毒種類分成A型、B型和C型。B型和C型通常會轉為慢性，是造成肝硬化和肝癌的主要原因。

美國在1977年就禁止使用這樣的製劑，但日本卻到了10年後的1987年才跟進。我們不清楚正確來說有多少患者因使用血液凝固因子製劑而感染C型肝炎病毒，然而自1980年以來，大約有29萬名患者接受纖維蛋白原製劑的治療，其中據說罹患C型肝炎的超過一萬人。

圖2-3-1●各型肝炎的特徵與差異

| 疾病 | 病毒 | 感染途徑 | 持續感染 | 疫苗 |
|------|------|---------|---------|------|
| A 型肝炎 | A 型肝炎病毒（HAV） | 經口感染（生蠔等） | 無（急性肝炎‧猛爆性肝炎） | 有 |
| B 型肝炎 | B 型肝炎病毒（HBV） | 血液‧體液（性行為、針頭、垂直感染等） | 有（急性肝炎‧猛爆性肝炎‧慢性肝炎） | 有 |
| C 型肝炎 | C 型肝炎病毒（HCV） | 血液（針頭等） | 有（慢性肝炎） | 無 |
| E 型肝炎 | E 型肝炎病毒（HEV） | 經口感染（生食豬肉、山豬肉、鹿肉等） | 無（急性肝炎‧猛爆性肝炎） | 無 |

（出處：神奈川縣衛生研究所）

## ●藥害愛滋病──混入HIV

人體的血液中有許多病毒。上述的C型肝炎是由C型肝炎病毒引起的。而這些血液製劑中，也混入了造成愛滋病的病毒（HIV）因此產生了許多HIV感染者及愛滋病患者，稱為**藥害愛滋事件**。

全世界都出現因未經加熱的製劑而感染HIV的藥害案例，而據說日本所有的血友病患者中，約有4成，相當於1800人感染了HIV。

藥害肝炎與藥害愛滋病事件，都是因為藥物本身混入毒物（病毒）而造成的，因此這些血液製劑或許可說是不折不扣的毒物也不為過。

## ●庫賈氏症

各位或許沒有聽過庫賈氏症。但如果說這種疾病類似2000年前後舉世嘩然的**狂牛症**，各位或許就知道是一種什麼樣的疾病了。

狂牛症是因為普利昂蛋白質的立體結構發生突變而造成的疾病。普利昂是一種牛蛋白質，而蛋白質擁有複雜且精巧的折疊結構。酵素等蛋白質的重要功能就來自其立體結構，當立體結構發生改變，蛋白質就會失去其功能。

立體結構發生改變的普利昂蛋白質也將擾亂其他普利昂蛋白質的立體結構，導致腦內的海綿狀空隙擴大，最後將使牛隻死亡，是一種恐怖的疾病。如果吃下病牛，也可能將狂牛症傳染給人類。

許多進行頭蓋骨手術時，移植從人類遺骸中取出的乾燥硬膜的患者都感染了庫賈氏症，這已經成為世界性的問題。這種疾病的主要特徵是全身的不自主運動與急速惡化的失智症狀，屬於中樞神經退化疾病。最有力的假說是，存在於移植的乾燥腦膜中的異常普利昂蛋白質沉澱於患者的中樞神經。目前尚未發現根治療法，發病後的平均餘命約1.2年。

其症狀類似阿茲海默症，所以也有被診斷為阿茲海默症的患者在死亡之後經過病理解剖才發現是庫賈氏症。除非經過病理解剖否則很難判別，因此很難確定到底有多少被診斷為阿茲海默症的患者實際上罹患的是庫賈氏症。

這也可看作是將不折不扣的毒藥植入身體裡。

## ●白斑症事件（杜鵑醇事件）

雖然白斑症不是危及生命的藥物危害，但對於受影響的女性來說，卻是個重大的問題。

致病物質是杜鵑醇。這是佳麗寶化妝品在2008年取得許可的醫療部外品，作為美白成分使用於化妝品當中，卻導致使用者的皮膚上出現白斑。佳麗寶化妝品在2013年召回產品，據說控訴出現症狀的人數多達約2萬人。

杜鵑醇是大量存在於白樺樹皮與日光樠等植物中的成分。推測白斑的成因是杜鵑醇在皮膚內部代謝時產生的氧化物破壞了黑色素細胞。77％的患者在接受白斑症標準治療後逐漸好轉。

第
2
章

?

是
毒
還
是
藥
？
這
就
是
問
題
！

## 毒與藥之窗

# 病毒是「生命體」嗎？

物體分成生命體與非生命體。所謂生命體必須滿足以下3項條件：

①自己攝取養分

②能夠繁殖出與自己相同的生命體

③具有細胞結構

接下來考慮「病毒」的狀況。病毒從寄生的宿主身上獲取養分，因此不滿足上述的①。病毒也沒有細胞結構，只有蛋白質殼體包覆的核酸，因此也不滿足③。因此病毒不是生命體。但因為完全滿足②，所以被視為「接近生命體的非生命體」。

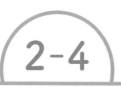

## 尋找長生不老藥

—— 後醍醐天皇的配方

　　現代應該沒有人相信長生不老吧？但在科學知識貧乏的過去卻不一樣。

　　長生不老是所有人類的願望，各種長生不老藥的傳說代代流傳，古希臘有神飲用的神酒（nektar），古印度也有名為甘露（amrita）的飲品，據說喝了之後就能保證長生不老。日本的《古事記》也記載，只要吃下登岐士玖能迦玖能這種樹木的果實，就能獲得不死之身。但這些藥材（食材）至今依然處方不明，根本連是否真實存在都令人存疑。

　　相對的，也有內容明確的長生不老藥，那就是中國的仙丹。仙丹留有處方箋，而且有許多中國皇帝服用這帖藥物，相信這帖藥物能使人長生不老。

### ●水銀是鳳凰（不死鳥）

　　水銀是銀色的液體金屬，表面張力非常大。因此滴一滴在手掌上就會變成一顆亮晶晶的小球，如同荷葉上的水珠，滴溜溜地轉個不停，看起來「彷彿就像活物一樣」，因此中國曾認為水銀

有生命。

將水銀在空氣中加熱到約400℃就會氧化，變成黑色的固體氧化水銀，不再發亮也不再轉動。這代表水銀已經死去，不再「如同活物」。

然而只要將水銀再加熱到500℃左右，就會分解變回原本的水銀，再度轉動並發亮。水銀復活了。中國人看到水銀這樣的特徵，於是便深信「水銀就是在火焰中死而復生的鳳凰（不死鳥）」。

## ●長生不老的仙丹

如果服用長生不老的水銀，自己是否也能長生不老呢？這個推論單純到令人感到悲哀，而從這個推論中誕生的就是中國的長生不老仙丹。然而這是天大的誤會。水銀就是導致公害水俣病的物質，現代沒有人不知道其毒性。長期服用這種毒物非同小可，皇帝的皮膚暗沉如土，聲音變得嘶啞，毒性侵入神經變得暴躁易怒。開心的只有在一旁操控皇帝的宦官。

## ●發現後醍醐天皇的配方

日本也發現了這種仙丹的配方，就在後醍醐天皇（1288～1339）收藏的文書當中。發現者將配方拿到大學的藥學院，委託他們重現這帖藥物，結果遭到拒絕，因為「這不是藥物的配方，而是炸藥的配方」。因為配方中含有金屬，而且是硝酸鹽。

接著又將配方拿去工學院，結果也被拒絕了，理由是「我們無法處理這種危險物品」。不過仍有高職老師對這個配方感興

趣,試著依照配方製作出藥丸。

　擁有這帖配方的後醍醐天皇與鎌倉幕府爭奪霸權,儘管從京都被流放到吉野,依然建立南朝,持續燃燒著東山再起的熊熊烈火。他或許只是握有這帖藥方,但並未實際使用。如果能夠取得後醍醐天皇的頭髮,真想要調查看看。

## 毒與藥之窗

## 病態建築症候群與戴奧辛

　我們周遭存在著許多使用方式錯誤就會造成危險的物質,譬如殺蟲劑、漂白水、染髮劑等。其中也有在過去引起嚴重關注,但現在幾乎不再聽到的物質。譬如病態建築症候群與戴奧辛,為什麼這些物質不再成為話題了呢?

　病態建築症候群的問題本質明確,已經透過化學方式解決。至於戴奧辛則因為全國各地興建垃圾的高溫焚化爐而消失。現在需要處理的是全球暖化造成的氣候變遷。這個問題需要精密客觀的調查,以及慎重且迅速的處理。

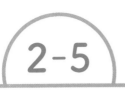

## 2-5

# 什麼原料都可以，
# 只要有效就OK

## ——壯陽藥

　　「希望不管到幾歲都能精力旺盛」這是人類不變的願望。而藥物就為了滿足這個願望而存在。如果藥效顯著又沒有副作用就好了，用什麼原料製作都無所謂。因此有些令人驚訝的東西就被當成藥物使用。

　　最顯著的例子就是壯陽藥吧！人們或許是想要從精力旺盛的動物身上分點精力，沾點其旺盛精力的餘惠，於是就有許多精力旺盛的動物遭到犧牲，變成人類的藥品。

### ●壯陽藥的原料——海獅？壁虎？

　　其原料包括海獅的陰莖、鹿角、犀牛角、山椒魚、蠍子、蛇酒、黑烤壁虎、熊的膽汁，冬蟲夏草，甚至是白化症的人類等。人類的想像力完全沒有極限。

　　為什麼是海獅的陰莖呢？大概是因為一頭公海獅擁有由好幾十頭母海獅組成的後宮吧？至於鹿角和犀牛角，則是因為其雄赳赳的形狀。

　　冬蟲夏草則是寄生在蟬等幼蟲身上的某種真菌，冬天呈幼蟲

的形狀，夏天真菌就奪走幼蟲的養分，繁殖出新的一代。人們或許從其奇異的狀態中看見如同鳳凰（不死鳥）般的不死傳說吧！

　　至於黑烤壁虎則相當講究。首先要找到一對正在交配的壁虎，強行將它們分開，放入竹筒當中。光是這樣就已經夠奇怪了，但這兩隻壁虎擺放的位置還必須隔著竹筒的竹節。而後靜置數天，將竹筒剖開後發現，壁虎竟然咬破竹節，以交配的狀態死去。將這種壁虎烤到焦黑才是真正的黑烤壁虎。但實際效果不明。

　　壁虎是爬蟲類（蠑螈是兩棲類），形狀相似的兩棲類還有山椒魚。有一帖藥方是將整隻山椒魚生吞。但生吃淡水生物相當危險，不知道它們身上存在著什麼細菌或寄生蟲。知名美食家北大路魯山人，似乎就因為遭到日本血吸蟲寄生而死去。據說原因是他喜歡吃淡水產的田螺。

## ●壯陽藥的成分

　　蠍子、蝮蛇、龜殼花等泡成的藥酒，是其劇毒與精力被混為一談所造成的悲劇。這些生物泡成的藥酒真的能夠壯陽嗎？

　　昆蟲與蛇類的毒屬於**毒蛋白**，換句話說就是蛋白質。蛋白質具有複雜精細的立體結構，包含毒性在內的所有功能都來自其立體結構（參考48頁）。

　　不過正因為其立體結構複雜精巧，所以也相當脆弱，溫度、酸、鹼、酒精影響等，稍有一點變化就會遭到破壞。這稱為**蛋白質變性**。蛋白質一旦變性就再也無法恢復原狀。舉例來說，生蛋因為熱變性而變成水煮蛋，但即使將水煮蛋放入冷凍庫也無法恢

復成原本的生蛋。

　　蝮蛇與龜殼花的毒性也一樣。浸泡在烈酒裡產生酒精變性後就會失去其毒性。但變性需要時間。我們不清楚是否有科學數據顯示，浸泡在烈酒裡的龜殼花需要多久時間才會變性。如果一不小心在胃潰瘍的時候喝下蛇毒，結果就會和被毒蛇咬到一樣。飲用蛇酒的效果必須由自己承擔。

　　此外，變性的蛇毒不過就是胺基酸的排列。即便喝下，在胃裡經過水解也只會變成胺基酸而已。效果就和吃魚乾或豆腐一樣。

## ●效果就是一切──來自黴菌的抗生物質

　　藥物的來源不重要。無論是在哪裡發現的，只要真的有效就夠了。不管科學家怎麼說，只要對疾病有效就是良藥。

　　**抗生物質**也可說是從不可思議的地方發現的吧？畢竟**最早的抗生物質「盤尼西林」**，就是從青黴菌身上發現的物質。一般來說，應該沒有人會想吃長出青黴菌的食物。但其分泌物能夠有效治療疾病也是事實。對藥物而言，只要效果好就一切好說，除此之外的事情都不過問。後來有人推測，或許也能從其他黴菌或菌類身上發現有效成分，於是全世界的黴菌與菌類都遭到搜索。

　　廣泛影響人體內臟器官，譬如調節血壓、舒緩子宮緊張等的**前列腺素**，顧名思義就是在男性的前列腺中發現的物質。現在的前列腺素透過化學合成製造，但早期卻是從放在男廁中的尿桶收集尿液，再從中萃取出來。

　　炸藥的原料硝石（硝酸鉀）雖然不是藥物，但過去也利用人

類的尿液製造。每天在稻草上大量排尿，接著土壤細菌會將尿液中的尿素 $((NH_2)_2CO)$ 轉變為硝酸 $HNO_3$。將這種稻草與稻草灰一起熬煮，稻草灰中所含的鉀K就會與硝酸產生反應，生成美麗的針狀結晶硝酸鉀$KNO_3$。

這時得到的結晶美得就像玻璃針一樣，但製造過程一定臭到難以想像吧？日本的飛驒高山是知名產地，華麗的法國波旁王朝也是。據說波旁王朝的硝石製造師直接隸屬於國王，酬勞特別高。這就是火藥珍貴且高價的原因。如果戰爭拖得太久，火藥就會用盡。而後就會發展成停戰協議並結束戰爭。

然而到了第一次世界大戰時，人們已經能夠使用非常大量的火藥了。這是為什麼呢？因為德國的哈伯與博世兩人發明了無限合成硝酸的方法（哈伯－博世法）。

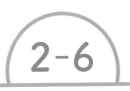

## 2-6

# 想找祕傳祕藥？

## —— 木乃伊也是藥

### ●進口木乃伊是要做什麼呢？

有句諺語是「木乃伊獵師會先變成木乃伊」。為了採集木乃伊並做出一番事業而前往炎熱國度的人，在發現木乃伊之前自己就會先被曬乾變成木乃伊。這句諺語用來形容「想要說服別人的人，反倒被對方說服」。

話說回來，「木乃伊獵師」為什麼要採集木乃伊呢？木乃伊有什麼價值呢？

古埃及將屍體做成木乃伊保存，為了讓復活的靈魂能夠再度使用原本的身體。圖坦卡門王的木乃伊就先經過仔細的處理再裝進豪華的棺木裡，並以眩目的黃金裝飾，埋葬在金字塔當中。

古埃及時代製造了數量龐大的木乃伊。然而到了現代，推測埃及的木乃伊數量已經沒有那麼多了。這是為什麼呢？答案是「被用掉了」。

### ●使用木乃伊作為結核病的特效藥？

木乃伊在過去被當成埃及特產，出口到許多國家，為埃及的

外匯取得帶來貢獻。而且忠實客戶是日本，實在令人驚訝。那麼日本進口木乃伊做什麼呢？答案是作為藥用。

冷靜想想，木乃伊是哺乳類的乾貨，就像牛肉乾一樣屬於優良蛋白質，因此使用木乃伊來為病人補充蛋白質與鈣質也不難想像。實際上木乃伊也被當成寶貴的結核病特效藥使用。將鰹魚乾燥製成的柴魚能夠萃取出高湯，將人類乾燥製成的「柴人」或許也能熬出高品質的湯汁。

不過，將木乃伊作為藥用還有另一個理由。木乃伊不單純只是把屍體丟在沙漠裡乾燥。畢竟竹筴魚乾會使用臭魚汁加工，最近也有葡萄酒化工等。

製作木乃伊的是木乃伊師，在古埃及是知識堪比醫師的高技能族群。他們使用祕傳的祕藥製作木乃伊。而這些祕藥經過漫長的歲月依然留存在木乃伊上。這就是將木乃伊作為藥物使用的理由。

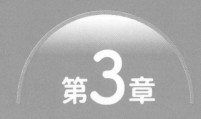

第3章

毒如何殺人？

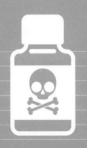

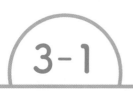

# 失明、喪命的反應機制

—— 甲醇的毒性

毒物是危害人體健康，甚至傷及性命的化學物質。化學物質會引起化學反應，而化學物質奪取人命也是一種化學反應。化學反應的發生、進行與結束有其順序，這樣的順序就稱為**反應機制**（reaction mechanism）。

那麼，毒物是透過什麼樣的反應機制奪取人命呢？我們不清楚大多數毒物的反應機制，但對於其中一些已經有某種程度的了解。接著就來介紹這類毒物的例子。

## ●宿醉的反應機制

酒精飲料裡含有乙醇（$C_2H_5OH$）這種醇類物質。喝酒能夠促進食慾、變得活潑、愉快等，都是因為乙醇的作用。

甲醇（$CH_3OH$）也是一種醇類物質，分子結構與乙醇極為相似，但卻是不折不扣的毒物。光是少量飲用就會造成失明，大量飲用甚至會致死。這兩者的差異，到底從何而來呢？

白飯也好酒精飲料也好，<u>生物都會將這些進入體內的有機物氧化，轉變成養分來源</u>，這樣的過程稱為**代謝**。進入體內的乙醇

首先由醇氧化酵素氧化，變成**乙醛**這種醛類，接著再被醛氧化酵素氧化成為醋酸，最後醋酸再進一步被氧化成為二氧化碳與水。

圖 3-1-1 ● 乙醛的分解過程

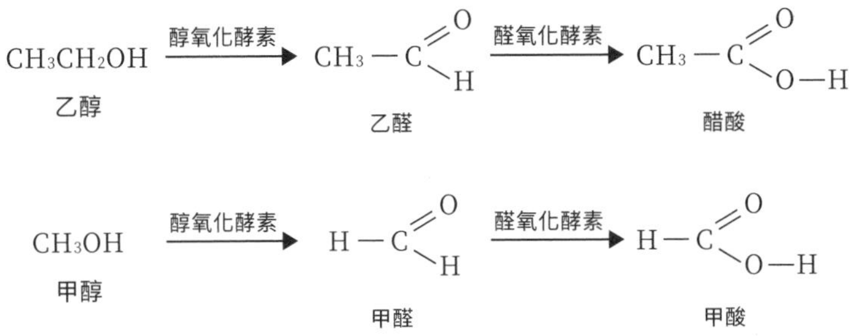

$$CH_3CH_2OH \xrightarrow{\text{醇氧化酵素}} CH_3-C{\overset{O}{\underset{H}{\lessgtr}}} \xrightarrow{\text{醛氧化酵素}} CH_3-C{\overset{O}{\underset{O-H}{\lessgtr}}}$$
乙醇　　　　　　　　　　乙醛　　　　　　　　　醋酸

$$CH_3OH \xrightarrow{\text{醇氧化酵素}} H-C{\overset{O}{\underset{H}{\lessgtr}}} \xrightarrow{\text{醛氧化酵素}} H-C{\overset{O}{\underset{O-H}{\lessgtr}}}$$
甲醇　　　　　　　　　　甲醛　　　　　　　　　甲酸

　　這時產生的乙醛就是有害物質，也被認為是造成宿醉的原因。但如果經由酵素分解變成醋酸，就不會造成危害。

　　因此醛氧化酵素少的人，就會因為有害的乙醛將一直殘留在體內而感到不舒服，這就是宿醉，代表酒量不好。醛氧化酵素的量似乎取決於遺傳，如果父母的酒量都差，最好要有自己的酒量也差的心理準備。

## ●為什麼飲用甲醇會導致失明或喪命呢？

　　飲用甲醇也同樣會發生氧化。甲醇氧化後會先變成甲醛、甲酸（蟻酸），接著再變成二氧化碳與水。但甲醛與甲酸卻帶有毒性。

　　我想大家的高中實驗室裡，都有裝在玻璃廣口瓶裡，浸泡著液體且變成白色的蝦子與青蛙的標本，裡面的液體就是30%的甲醛水溶液，稱為福馬林。甲醛是導致蛋白質硬化變性的毒物，也

會造成病態建築症候群。飲用甲醇會在體內生成甲醛等物質，因此會導致喪命也不足為奇。

那麼飲用甲醇會失明又是為什麼呢？這與視覺機制有關。

大家常說，如果不吃有色蔬菜將會因為缺乏維生素A而導致夜盲症。有色蔬菜中含有胡蘿蔔素，胡蘿蔔素進入體內就會被氧化酵素氧化分斷，形成2分子的維生素A，而維生素A是具有OH基的醇類物質。

**圖 3-1-2● 飲用甲醇會導致眼睛周圍形成甲醛**

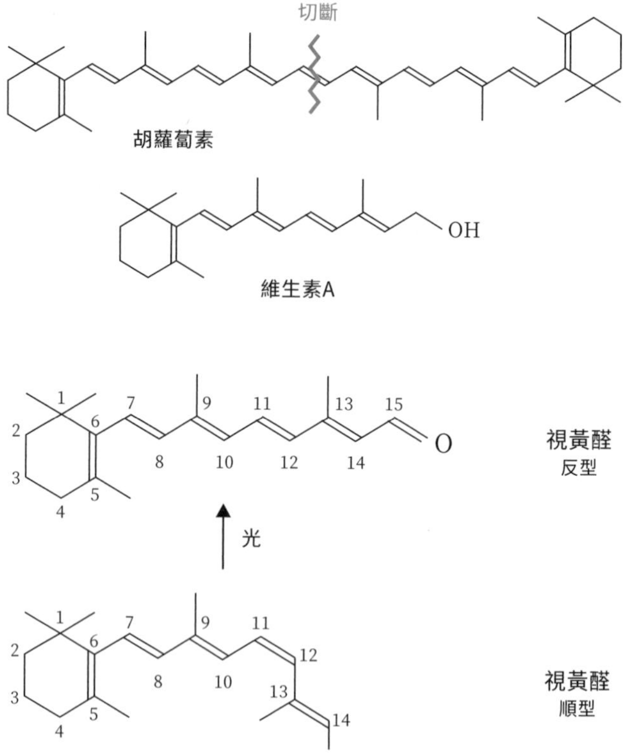

切斷

胡蘿蔔素

OH

維生素A

視黃醛
反型

光

視黃醛
順型

這種醇類被醇氧化酵素氧化成為視黃醛，是形成視覺的物質。光會改變視黃醛的分子結構，從順型（cis）變成反型（trans），神經細胞捕捉到這樣的變化將訊息傳遞到大腦，腦就能夠感知到光。

　　所以眼睛周圍有許多製造視黃醛的氧化酵素。但如果血液將甲醇運送到眼睛周圍會發生什麼事呢？眼睛周圍就會優先形成甲醛與甲酸，而這就是甲醇導致失明的原因。

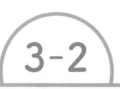

## 為什麼毒物
## 能使人致死（1）

—— 氰酸鉀的「呼吸毒」

　　推理小說或推理劇中登場的毒物絕大多數都是氰酸鉀（正式
名稱：氰化鉀）KCN。服用氰酸鉀會進到胃裡，與胃內的鹽酸反
應，生成氰化氫氣體HCN。

　　氰化物的毒性，全部都源自於這種「氰化氫氣體的作用」。
因此如果沒有胃酸，氰酸鉀也不會成為毒物。為什麼氰化氫氣體
有害呢？這是因為氰化氫氣體會妨礙呼吸。氰化鉀的作用機制源
自於細胞色素這種輔酶。但如果用化學方式仔細說明會變得相當
複雜，因此就用稍微簡化的方式為大家介紹。

### ●輸送氧氣的「細胞呼吸」機制

　　動物靠肺部吸收氧氣，而肺部細胞裡的血紅素這種蛋白質就
會與氧氣接觸。血紅素中含有名為血基質（下圖中央）的分子，
而血基質是一種如同甜甜圈中心鑲嵌著草莓的分子。相當於甜甜
圈的部分稱為為卟啉（圖3-2-1左）。

圖 3-2-1 ● 血基質的結構

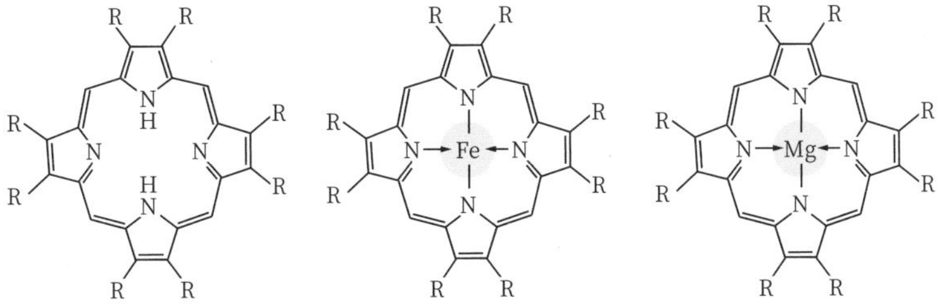

卟啉　　　　　　　血基質　　　　　　　葉綠素

相當於草莓的部分則是鐵Fe離子（圖的中央）。如果以鎂Mg取代鐵，就會變成葉綠素（圖右），也就是植物的葉綠素（chlorophyll）。無論是動物還是植物，重要的部分都有著相似的結構，上帝的工具箱中，存放的零件出乎意料地少。

總而言之，氧氣能夠與鐵離子結合。如此一來，與氧氣結合的血紅素，就會隨著血流前往大腦和肌肉，並將氧氣交給其細胞。

送走氧氣的空血紅素，再度隨著血流回到肺部，再將新的氧氣送到細胞。如此一來，血紅素就像宅急便一樣，反覆地為細胞運來氧氣，這這樣的現象稱為**細胞呼吸**。

### ●氰化氫離子將妨礙呼吸

然而，當體內出現氰化氫氣體產生的氰化氫離子$CN^-$時，氰化氫離子$CN^-$就會推開氧氣，強行與血紅素中的鐵離子結合。而且$CN^-$一旦與血紅素結合，就再也不會與血基質分離。這麼一來

血紅素就無法將氧氣送到細胞。大腦當然也就無法得到氧氣，因此人類就會死亡。

以這種方式作用的毒物通常稱為呼吸毒。所謂的呼吸毒，指的並不是麻痺肺部肌肉，使其無法從事呼吸運動。

一氧化碳的毒性也來自相同的機制。以前的天然瓦斯主成分是一氧化碳CO，因此很多人死於意外或自殺。最近則因為瞬熱式熱水器的不完全燃燒等產生一氧化碳，並因此而出現一氧化碳中毒者，成為一大問題。

## 毒與藥之窗

# 二氧化碳的毒性

大家或許都知道一氧化碳是劇毒，並以為「二氧化碳應該無毒吧？」但這是天大的誤會，二氧化碳的濃度只要超過3〜4％，就會讓人覺得頭暈想吐，超過7％就會失去意識，置之不理甚至會致死。

乾冰是塊狀二氧化碳。如果將裝有乾冰的冰桶放在汽車裡，乾冰融化（譯注：乾冰融化是固體直接變氣體，嚴格來說是昇華）就會產生大量二氧化碳。二氧化碳比空氣重，將會導致睡在座椅上的嬰兒陷入危機。

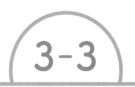

# 3-3

## 爲什麼毒物能使人致死（2）

### ── 河豚的「神經毒」

　　以前人雖然有「河豚美味，生命可貴」這樣的說法，依然繼續吃著河豚，而且有許多人因為中毒而喪命。由於「中了就會死，就和鐵砲（火繩槍）一樣」，因此以前人也稱河豚為「鐵砲」。時至今日，河豚生魚片依然被稱為「鐵砲生魚片」，河豚火鍋則被稱為「鐵砲鍋」。

　　日本的人間國寶歌舞伎演員坂東津五郎，就在1975年死於河豚中毒。為什麼河豚毒素會奪人性命呢？

### ●神經毒的作用機制

　　河豚毒素被稱為神經毒，透過對神經細胞作用而致命。為了解釋河豚毒素的作用機制，我們先來看看神經傳導的機制（圖3-3-1）。

　　人類的神經傳導透過神經細胞（神經元）進行。神經細胞由稱為細胞體的星形部分，與從細胞體延伸出來的神經纖維（軸突）組成。細胞體連結著樹突，軸突端點則連結著軸突末端，兩者都是如同樹根一般的突起。神經細胞就像是纏繞這些突起一般

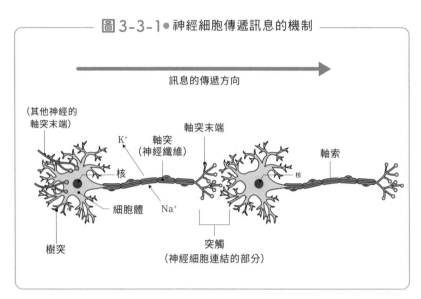

**圖 3-3-1●神經細胞傳遞訊息的機制**

訊息的傳遞方向

（其他神經的
軸突末端）

$K^+$

軸突
（神經纖維）

軸突末端

軸索

核

核

細胞體

$Na^+$

樹突

突觸
（神經細胞連結的部分）

彼此相連，而連結的部分就稱為**突觸**。

連結大腦與肌肉的神經訊息並非只靠一根神經細胞傳遞，而是經過許多根神經細胞。在一根神經細胞中傳遞的是電氣訊號，可以想像成「電話連絡」。

然而，相鄰的神經細胞之間存在著沒有鋪設電線的空間。這時神經細胞之間的聯絡就必須仰賴「信件」。而這裡的「信件」指的就是**神經傳導物質**。

河豚毒素**會干擾上述的「電話連絡」。**軸突內側含有大量鉀離子$K^+$，外側則有大量鈉離子$Na^+$。兩者透過細胞膜往來，而出入口就是細胞膜上名為通道（channel）的門。

為什麼毒物能使人致死（2）

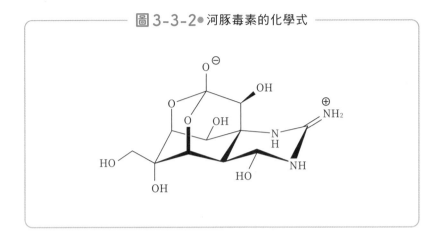

圖 3-3-2● 河豚毒素的化學式

## ●神經傳導失效→無法命令心肌運動→死亡

神經傳導就靠這兩種離子的移動來進行。當神經接收到刺激時，$K^+$經過通道離開軸突，外側的$Na^+$則取而代之，經過通道進入軸突。當刺激過去，$Na^+$回到外側，$K^+$則回到內側，恢復成原本的狀態。

這時就能看出河豚毒素與烏頭毒素在作用上的差異。

河豚毒素會像蓋子一樣封閉通道，導致$Na^+$無法進入細胞，於是神經傳導就無法繼續進行。

這麼一來會發生什麼事呢？神經傳導失靈，訊息無法傳遞到肌肉。於是肌肉就變得無法活動，導致人類因心臟與肺臟等內臟停止運作而失去生命。

烏頭的烏頭鹼也是類似的神經毒素。但烏頭鹼的作用是保持通道開啟。這麼一來將導致大量的$Na^+$流入細胞內，也會妨礙神經傳導。

河豚毒與烏頭毒的作用雖然完全相反，但就妨礙神經傳導，

導致死亡這點來看卻是相同的。

圖 3-3-3● 烏頭鹼的化學式

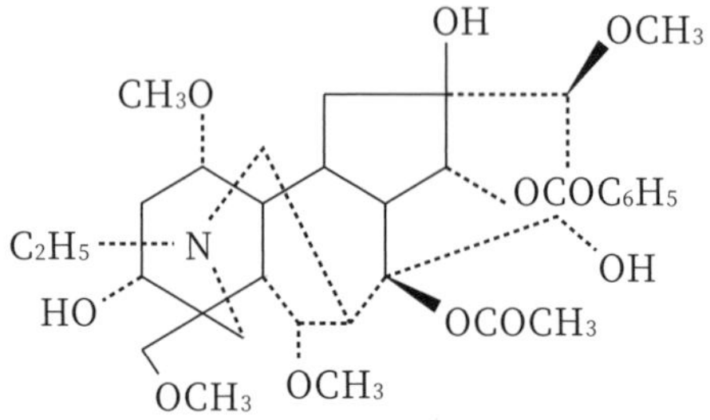

毒與藥之窗

## 利用河豚的毒性？

　　科學家正在研究河豚毒素的臨床應用，而目前正在進行的研究主要是止痛。

　　河豚毒素影響的$Na^+$通道，分布在將痛覺傳遞到中樞神經的C纖維，因此如果能夠使用河豚毒素抑制這個部分，就能夠在不引起副作用的情況下抑制疼痛。也有報告顯示，注射非常低濃度的河豚毒素，對於癌症引起的疼痛具有長期效果。

　　除此之外，科學家也試著將河豚毒素作為神經保護藥使用於腦梗塞引起的缺血。原理是利用河豚毒素能夠阻斷神經末梢，抑制神經末梢釋放導致缺血的麩胺酸。

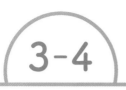

# 為什麼毒物
# 能使人致死（3）

## ── 蕈菇的「神經毒」

　　蕈菇的種類非常多，甚至無法精確得知全世界的蕈菇有多少種。據說光是日本就有5000種，其中3分之1具有毒性。

　　每一種蕈菇所帶的毒性各不相同。有些像白蕈一樣，會傷害肝臟導致死亡；也有一些如毒笹子一般，導致手腳疼痛難耐；還有一些如同豹斑鵝膏，使人失去意識、神經錯亂等，症狀五花八門。接著就來看看蕈菇的神經毒。

### ●有毒蕈菇作用於人體的機制

　　一般認為，吃下有毒蕈菇之所以會失去意識、精神錯亂，是因為蕈菇中的有毒成分作用於人類的神經傳導機制，引發異常反應。

　　圖3-4-1 顯示的是長柄紅蕈所含的毒素蕈毒鹼、鵝膏蕈氨酸，以及毒裸蓋菇所含的有毒成分蟾蜍毒色胺，而這兩種都是導致神經異常的有毒蕈菇。

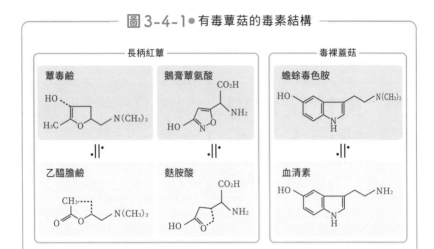

圖 3-4-1● 有毒蕈菇的毒素結構

長柄紅蕈

蕈毒鹼

鵝膏蕈氨酸

毒裸蓋菇

蟾蜍毒色胺

乙醯膽鹼

麩胺酸

血清素

在說明這些毒素的作用機制之前,請再一次透過圖3-4-2,確認在上一節中介紹的神經傳導機制(突觸的訊息傳遞)。

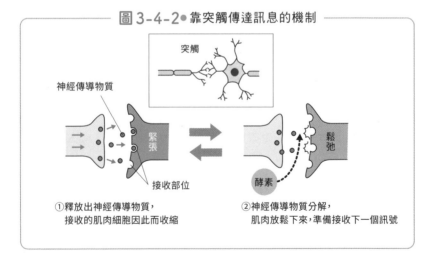

圖 3-4-2● 靠突觸傳達訊息的機制

突觸

神經傳導物質

緊張

接收部位

鬆弛

酵素

①釋放出神經傳導物質,
接收的肌肉細胞因此而收縮

②神經傳導物質分解,
肌肉放鬆下來,準備接收下一個訊號

我們在上一節已經看過當神經傳導時,訊息在神經細胞的軸突內部移動的機制,也就是「電話聯絡網發生異常的機制」。

為什麼毒物能使人致死（3）

神經訊息不只在神經細胞內傳達，也在神經細胞間傳達，就如同「寄信」一樣。

當來自電話聯絡網的訊息抵達軸突末端時，軸突末端的突起就會釋放出相當於信件的小分子，這就是神經傳導物質。當肌肉的接收部位接收到這些物質時，肌肉就會收縮，並根據資訊行動。神經傳導物質的種類有很多，最知名的是血清素，此外還有麩胺酸、乙醯膽鹼等。

但如果肌肉保持收縮，就無法採取下一步行動。這時膽鹼酯酶這種酵素就會發揮作用，將乙醯膽鹼分解。如此一來就能將肌肉重置，回到原本的狀態，等待下一波訊號到來。

## ●使肌肉保持緊繃

接著請看前面提到的蕈菇的毒素結構（圖 3-4-1）。圖的下方顯示的「乙醯膽鹼」「麩胺酸」「血清素」就是神經傳導物質。請注意，這些物質的結構與毒素非常相似，而這就是**對神經產生作用的有毒蕈菇之祕密**。

換句話說，這些毒素（蕈毒鹼等）會偽裝成神經傳導物質（乙醯膽鹼等），附著於神經細胞或肌肉的接收部位上。被附著的神經細胞與肌肉以為正常的訊號到來，於是採取下一步行動。簡而言之，這些毒素擾亂了神經傳導的資訊網。我們可以把毒素想成最近流行的駭客。

不僅如此，酵素以鑰匙與鑰匙孔般的關係運作。換句話說，特定酵素只能作用於特定物質，因此膽鹼酯酶無法分解這些偽裝的物質。於是神經細胞與肌肉就會維持收縮，最終危及性命。

# 禁止混合，危險!?

如果以為毒氣只在戰爭中使用，與家庭生活無關，那就大錯特錯。

譬如印上熟悉標語「禁止混合，危險！」的「漂白劑（多半是氯化物）」以及「廁所清潔劑（多半是氧化物）」，如果混合就會產生氯氣$Cl_2$。氯氣就如同在正文中所看到的（參考第21頁），在第一次世界大戰中是德軍使用的化學武器，造成了大量傷亡。

2008年左右，日本全國各地出現大量使用硫化氫氣體$H_2S$的自殺者。2007年的自殺者人數為29人，2008年卻急遽增加到1056人。這就是因為幾乎任何家庭中都存放的這兩種液體，在混合之後會產生硫化氫。硫化氫在火山地帶或溫泉源頭等地區會自然噴發出來，因為不知情而靠近所造成的意外也層出不窮。

病態建築症候群是某種塑膠中殘留的甲醛原料氣體化所造成的災害。至於某些香水或衣物柔軟劑所飄出來的強烈氣味，雖然稱不上是有毒氣體，但或許可視為有害氣體。

為什麼毒物能使人致死（3）

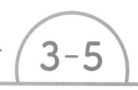

## 3-5

# 爲什麼毒物
# 能使人致死（4）

## ── 沙林的「神經毒」

　　1995年震驚全日本的奧姆真理教地下鐵沙林毒氣事件，造成
了慘重的傷亡，死者有12人，而輕重傷者據說多達5000人。這是
在地下鐵車廂內釋放被作為化學武器開發的沙林毒氣，造成大量
乘客死傷的無差別犯罪。

## ●導致酵素失去作用的沙林

　　沙林、索曼、VX等化學武器，以及分子結構相似的巴拉松、
達馬松等農藥殺蟲劑，究竟是透過什麼樣的機制奪取人命呢？

　　這些毒物都含有磷P，屬於一種有機磷化物殺蟲劑，其特徵是
**作用於神經系統的神經毒**。我們在上一節中已經說明過，神經傳
導物質（乙醯膽鹼）與肌肉結合，使肌肉緊張收縮，接著分解酵
素（膽鹼酯酶）作用，將神經傳導物質分解，幫助肌肉鬆弛（恢
復原狀）。

　　沙林等磷化物神經毒，也會妨礙膽鹼酯酶發揮作用。簡而言
之，沙林類毒氣會與構成膽鹼酯酶這種酵素的絲胺酸特異性結
合。這麼一來，膽鹼酯酶的結構就會改變，失去其作為酵素的功

能。於是肌肉將會維持著收縮（緊張）的狀態，使人致死。

　　不過，這種毒物只對有神經的生物產生作用，而昆蟲也有神經，因此噴灑具有神經毒的農藥能夠使害蟲死絕，**對於沒有神經的植物卻不會產生任何作用**。所以這類毒物也被當成農藥使用。

## ●沙林的急救藥阿托品

　　沙林是一種瘋狂的化學藥品，對人類的毒性甚至超過磷化物農藥。不用說，沙林原本預計作為化學武器使用，而既然是武器，當然也假設使用時的情況，事先研究出解藥以備不時之需。而有效的急救藥就是「阿托品（譯注：俗稱散瞳劑）」。

　　阿托品是在顛茄（其英文名稱belladonna是貴夫人的意思）這種茄科植物的果實裡所含的毒素。據說在日本的江戶時代，西博爾德發現茄科的東莨菪具有同樣的效用，因此拿來做為顛茄的替代品。

　　將阿托品點到眼睛裡具有讓瞳孔放大的效果，因此作為眼科藥品使用。據說從前在義大利，年輕女性準備去見情人的時候，也會用來讓自己的眼瞳看起來更大更有魅力。

　　但阿托品的毒性很強，對人的經口致死劑量是100mg（推定），因此是比氰酸鉀更強的毒物，正可說是「以毒（阿托品）攻毒（沙林）」的範例。

　　阿托品無法使遭到破壞的酵素復活，也無法分解乙醯膽鹼。但是可以**封住肌肉接收傳達物質的部位**。這麼一來肌肉就無法與乙醯膽鹼結合，也不會收縮。

　　阿托品利用這種方式爭取時間，等待新的健康酵素合成，屬

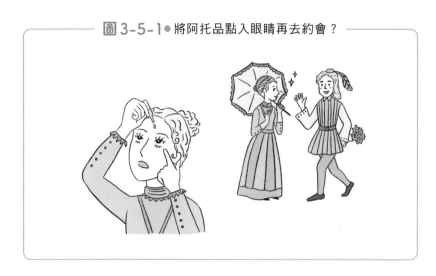

圖 3-5-1●將阿托品點入眼睛再去約會？

於一種持久戰。

圖 3-5-2● 沙林、VX等化學武器非常類似

●沙林　　$LD_{50}$　　0.42mg/kg

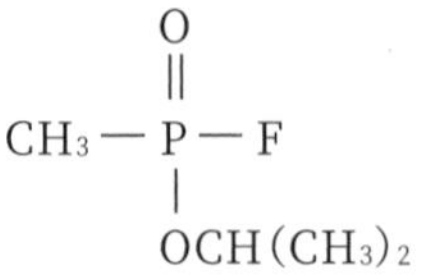

$$CH_3 - \overset{\overset{O}{\|}}{\underset{\underset{OCH(CH_3)_2}{|}}{P}} - F$$

●VX　　$LD_{50}$　　0.015mg/kg

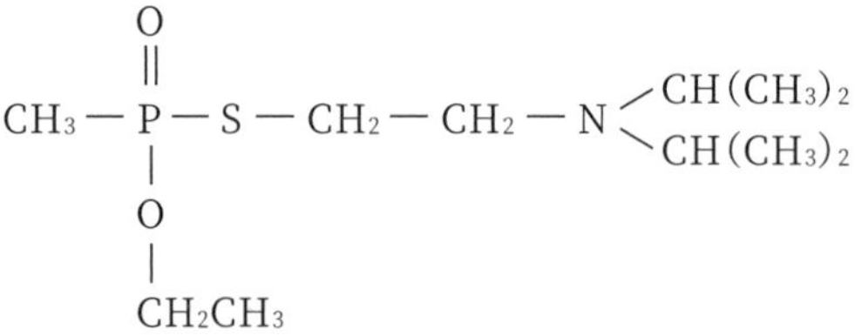

$$CH_3 - \overset{\overset{O}{\|}}{\underset{\underset{\underset{CH_2CH_3}{|}}{O}}{P}} - S - CH_2 - CH_2 - N \overset{CH(CH_3)_2}{\underset{CH(CH_3)_2}{}}$$

●索曼　　$LD_{50}$　　0.62mg/kg

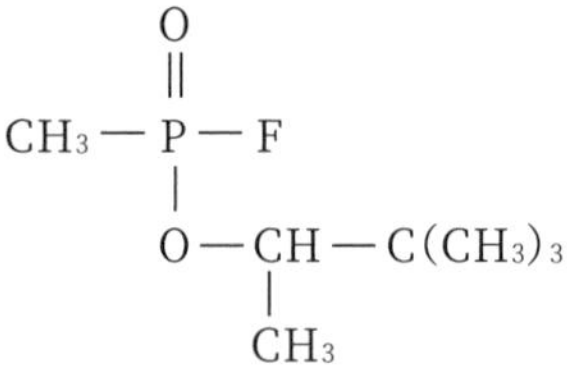

$$CH_3 - \overset{\overset{O}{\|}}{\underset{\underset{O - \underset{\underset{CH_3}{|}}{CH} - C(CH_3)_3}{|}}{P}} - F$$

●巴拉松

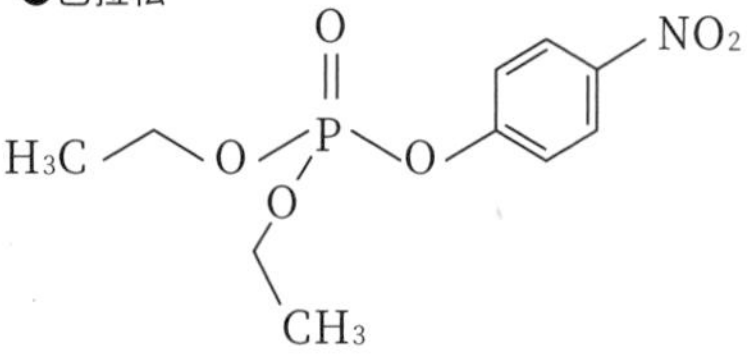

$$H_3C \quad \overset{\overset{O}{\|}}{\underset{\underset{CH_3}{O}}{P}} O \diagdown \hspace{-0.5em} \text{—} \hspace{-0.5em} \diagup NO_2$$

●達馬松

$$CH_3 - O - \overset{\overset{O}{\|}}{\underset{\underset{S - CH_3}{}}{P}} \diagdown NH_2$$

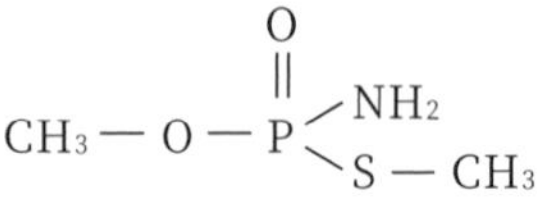

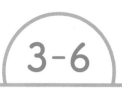

# 3-6

## 為什麼毒物能使人致死（5）

—— 重金屬的毒

### ●破壞蛋白質的重金屬

汞（水銀）、鉛和鉈等**重金屬**當中，有些含有劇毒。**重金屬作為毒物的特殊性在於「會在體內累積」**，即使每次的攝取量都很少，看似沒有影響，也會持續累積於體內，當總量超過一定量（閾值）時，就會發病死亡。

—— 圖3-6-1●人體中主要重金屬的毒 ——

| 必需金屬 | 非必需金屬 | RoHS 指令規範物質 |
|---|---|---|
| 鐵 | 汞 | 鉛 |
| 鋅 | 鉛 | 汞 |
| 錳 | 鉈 | 鎘 |
| 鈷 | 砷 | 鉻 |
| 銅 | 鎘 | |
| 鉬 | 釩 | |
| 鉻 | 鎳 | |
| | 錫 | |

重金屬的毒性機制在於會破壞蛋白質的立體結構。就如同前面在庫賈氏症的說明中所看到的一樣，蛋白質是繩索狀的長分子，且遵循嚴格的規則折疊。為了避免其立體結構瓦解，關鍵的部分都會以「針腳」固定。而扮演針頭腳色的就是分散於蛋白質中的硫原子S。位於兩處的硫原子結合在一起，形成「S-S鍵」，而這個S-S鍵就起到針腳的作用。

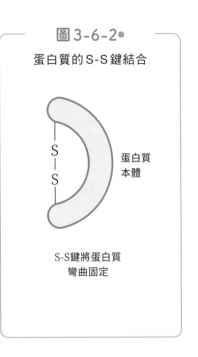

圖 3-6-2•

蛋白質的S-S鍵結合

S
|
S

蛋白質
本體

S-S鍵將蛋白質
彎曲固定

## ●使人虛弱致死

但重金屬原子會與這個硫原子S結合。這麼一來，S-S鍵就會被切斷，而蛋白質的立體結構就彷彿失去針腳一般散開。

立體結構一旦瓦解，蛋白質就會失去其作為蛋白質的作用。換句話說，就是失去其促進生化反應，維持生命活動的功能（酵素功能）。

失去酵素的細胞終將死亡。重金屬就透過這樣的機制使人衰弱，攻擊神經，最終使人致死。

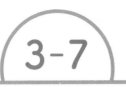

## 3-7

### 爲什麼毒物能使人致死（6）

—— 元素所具備的「放射毒」

### ●釋放出放射線的「放射能」

有些人以爲「元素不會改變」，但實則不然。典型的例子就是核能發電。核能發電就是利用「原子轉變爲其他原子時所釋放的能量」來產生電力。

「元素」用來稱呼原子的集合，一種元素包含了好幾種原子。這些原子稱爲同位素。舉例來說，氫元素H至少包含3種原子（同位素），分別是气（又稱爲輕氫）H、氘D、氚T。其中只有「氘D」具有轉變爲其他原子的能力。

氚會釋放出「放射線」與能量，並轉變爲氦He這種元素。這種釋放出放射線的能力就稱爲放射能。而具有放射能的同位素稱爲放射性同位素。而這裡想要討論的就是放射線。

### ●接連破壞身體的放射線

放射線就像是原子核的碎片，種類很多，典型的就是α射線、β射線、γ射線和中子射線。α射線、β射線和中子射線實際上分別是以接近光速的速度飛來飛去的氦原子核、電子和中

子。至於 γ 射線則是電磁波，具有和X光同樣程度的高能量。

當這些**射線進入人體，其能量就會破壞構成人體的分子**。而且因為遭到破壞而產生的分子碎片，又會破壞附近的分子，而碎片又會再繼續破壞……破壞的連鎖反應就這樣不斷擴大，終將導致生物失去性命。

遭到破壞的分子當中，含有控制遺傳的DNA與RNA等核酸。如果核酸分子的分子結構發生異常，遺傳訊息也會變得異常。於是癌細胞等異常細胞就會出現。這就是放射線帶來的危害。

雖然我們都希望能夠避開放射線，但生物注定無法避免。這是因為構成生物身體的主要原子碳，含有一種名為「碳14」的放射性同位素。這種碳14會釋放出 β 射線，並轉變為氮原子N。

換句話說，所有生命體都會在自己的體內釋放出 β 射線，相當於身體內部每天都暴露在輻射當中。除此之外還有地球內部的原子核反應所產生的放射線、來自宇宙的宇宙射線等，我們周遭充滿了放射線。因此只能盡量避免暴露在不必要的放射線當中。

為什麼毒物能使人致死（6）

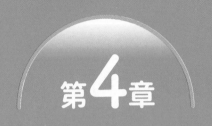

第 **4** 章

植物・菌類的
毒性與藥性

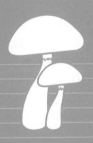

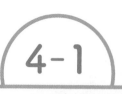

# 人類能夠活到今天是毒物的功勞？

—— 毒的文化圈

## ●拯救生活的「毒物」作用

毒物是非常可怕的物質，將導致人的性命縮短。那麼「毒物就該從世界上消失嗎？」這麼一來又會引發別的問題。因為有些社會需要毒物，而這樣的社會絕不特殊。

舉例來說，如果殺蟲劑從我們的生活當中消失，會發生什麼事呢？跳蚤與蝨子到處亂竄，蝗蟲與蚱蜢啃食穀物，導致全世界突然陷入糧食危機。這個狹小的地球之所以能夠供77億人生活，最大的理由之一就是因為有「殺蟲劑」這樣的毒物存在。

毒物從以前就幫助人類生存，而利用毒物的方式之一，就是狩獵民族使用的「箭毒」。弓箭是狩獵民族的重要武器，雖然方便獵殺遠處的獵物，威力卻不強大。

畢竟動物也面臨生死關頭。屁股上插著一支搖搖晃晃的箭不足以殺死牠們，命絕不嫌多。動物必定會直接跑進森林裡，從獵人手上逃出生天。

## ●解決方式是「毒物」

如果想要打倒這樣的獵物該怎麼做呢？解決方法就是「在箭頭塗上毒藥」。於是狩獵民族將自己所知最猛烈的毒藥塗在箭上，而這就稱為「箭毒」。

現在已知有4種箭毒，而使用每種毒物的民族的生存範圍就稱為「**毒的文化圈**」。

圖 4-1-1 ● 4種毒的文化圈

| 文化圈 | ①箭毒文化圈 | ②毒毛旋花子毒文化 | ③箭毒木毒文化 | ④烏頭毒文化 |
|---|---|---|---|---|
| 地區 | 亞馬遜流域 | 非洲 | 東南亞 | 東北亞 |
| 主要毒素 | 筒箭毒鹼、樟科植物 | 毒毛旋花子苷、夾竹桃科植物 | 弩箭子苷、桑科植物 | 烏頭鹼、烏頭的植物體 |

日本所屬的文化圈，當然就是④**烏頭毒**文化了。日本民族多數屬於農耕民族，對毒物的知識不算豐富，但愛努民族在其歷史中的大部分時間屬於狩獵民族，靠著捕獵棕熊與蝦夷鹿生存。

烏頭毒對他們而言非常重要。其重要祭典熊靈祭至今依然舉行，這個祭典是將神明的重要使者小熊送返神處的儀式，而這時對小熊使用的就是塗上烏頭毒的箭。

大家或許會以為毒物只是用來消滅敵人的工具，但這是天大的誤會。毒物是幫助民族生存的智慧，也是將人類與神明連結起來的手段。

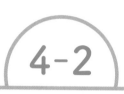

# 草本類的毒植物

## —— 烏頭、石蒜、鈴蘭

植物可分成以蔬菜、草花為代表的「草本植物」，以及以松樹、櫻花為代表的「木本植物」。換句話說就是草和樹。兩者都包含可做為毒物使用的品種，以及可作為藥物使用的品種。

我們先來看草本類。

## ● 劇毒植物烏頭

日本存在著被稱為三大有毒植物的毒物。分別是烏頭、毒芹、馬桑（毒空木）。其中最有名的就是烏頭。烏頭是高1m左右的宿根草，由於秋天綻放的美麗花朵形狀酷似從前的頭盔，因此取名為烏頭。

烏頭的根是如薑一般的塊根，小巧的塊狀子根每年都會附著於母塊根上成長，因此又名為「附子」。知名的狂言劇《附子》即由此而來。

**烏頭植物體的所有部分都有毒**。烏頭毒的毒素是烏頭鹼，屬於神經毒。烏頭鹼會打開神經細胞軸突中的鈉通道，允許大量鈉離子進入細胞內，擾亂神經訊息。攝入後約20分鐘就會出現症

狀，倘若攝取量超過致死劑量，大約2小時就會死亡。

　　早春時節會發生人們將其當成野菜「鵝掌草」而誤食的狀況，但鵝掌草的葉柄上有兩朵白色的花，因此有「<u>不吃無花鵝掌草</u>」的說法。

　　烏頭在中藥中被當成強心劑使用。但如果大量服用可能致命，因此必須遵循資深醫師的處方。

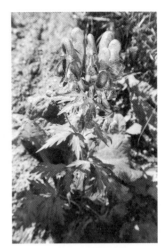
具有劇毒的細葉烏頭
（出處：Qwert1234）

## ●如何分辨毒芹與食用水芹

　　毒芹與食用水芹的葉片形狀極為相似，再加上生長環境也相同，導致將毒芹的嫩葉當成食用水芹誤摘而中毒的事件層出不窮。曾有將其地下莖當成山葵誤食而死亡的案例，以及當成止癢藥使用而死亡的案例。

　　兩者的差別在於，毒芹沒有食用水芹的特殊香氣，而且有地下莖。只要注意這兩點，區別起來就相對容易。

　　其有毒成分為水毒芹鹼，而且就連皮膚也容易吸收。自古以來就會將其根莖磨碎，塗抹在肺結核、肋膜炎、類風溼性關節炎

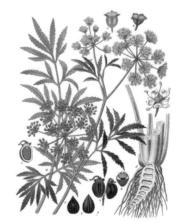
危險的毒草毒芹

的患處使用，但這種藥草相當危險，不應該使用於家庭。

## ●曼陀羅是一種神經毒

曼陀羅是茄科的有害植物。過去也被稱為「朝鮮朝顏」、瘋狂茄子或洋金花，屬於一種神經毒。

而另一方面，開發了日本獨特麻醉技術的華岡青洲（1760～1835）使用曼陀羅作為麻醉藥成分也是有名事跡。曼陀羅最近也被稱為喇叭花，花朵碩大顯眼，成為園藝店裡的熱門花卉。

其所含的有毒成分為東莨菪鹼與阿托品。前面已經提過，現在已經知道東莨菪鹼與阿托品是阻礙乙醯膽鹼作用的神經毒。

換句話說，這些毒素將與位於突觸的神經傳導物質的受體部分結合，妨礙其與神經傳導物質結合。

合成化學武器沙林與VX雖然也是神經毒，但其反應機制與曼陀羅相反，因此阿托品被當成這些化學武器的預防藥物，聽說在美軍前往可能會使用化學武器的戰場時已經成為標準配備。

眼科在過去也會使用阿托品作為散瞳劑（參見第74頁）。

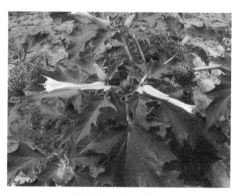

曼陀羅（朝鮮朝顏）

## ●石蒜是救荒作物

石蒜（別名彼岸花、曼珠沙華）沒有種子。因此除非人類刻

意栽種，否則基本上不會繁殖。石蒜經常在田間小路上綻放，因為種植石蒜能夠驅逐在田畦上挖洞導致稻田的水流出的害獸鼴鼠。在墓地附近經常見到也是同樣的道理，這是為了防止動物毀壞親人的遺體。

石蒜的毒素是石蒜鹼。石蒜鹼屬於水溶性，將石蒜的根仔細地以水洗淨就能食用。因此過去曾作為飢荒時的最後糧食，在某種層面上也可說是救荒作物。

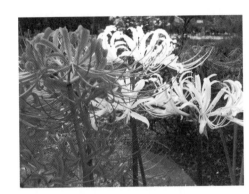

石蒜（左）與白花石蒜（右）

## ●嬌嫩的鈴蘭將導致心臟麻痺

鈴蘭是代表性的純潔小花，但外表卻與實際性質大不相同。鈴蘭的整株植物都含有一種名為鈴蘭毒的毒素。

攝入這種毒素將導致嘔吐、頭暈、心臟衰竭和心臟麻痺等主要與心臟有關的症狀，嚴重時甚至將導致死亡。尤其是患有心臟疾病的人，或是心臟衰弱的老人更需要注意。

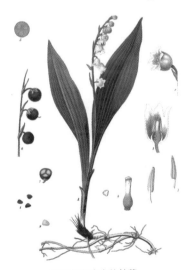

整株都有毒素的鈴蘭

曾發生過兒童誤飲裝過鈴蘭的杯子裡的水而導致喪命的意外。此外，在嗅聞其味道時如果不小心吸入花粉，也會演變成麻煩的狀況。

鈴蘭在過去曾被作為強心劑和利尿劑使用，但由於會引起血液凝固和心臟衰竭等副作用，現在已經不再使用了。

## ●北海道的野生毒參

**毒參**因用來處死希臘知名哲學家蘇格拉底而聞名。

根據其弟子柏拉圖所寫的《斐多篇》記載，躺椅上的蘇格拉底在弟子的陪伴下，喝下劊子手交給他的毒參汁。而後繼續與弟子交談，但他的雙腳逐漸麻木，接著麻木感逐漸來到膝蓋、腰部，從這時開始他的話愈來愈少，直到嚥下最後一口氣。

毒參是高 1.5～2.5m左右的植物，密集地開著白色小花。雖然日本原本沒有野生毒參，但最近作為外來種出現在北海道。

毒參的有毒成分是毒芹鹼。對人的致死劑量為60～150mg，比氰酸鉀更毒。這種毒素容易從消化道吸收，因此症狀發展迅速，中毒後30分鐘～1小時就會死亡。據說毒參有強烈的氣味。

毒參一直以來都被當成鎮

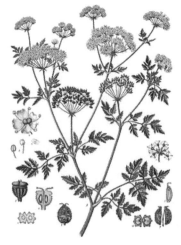

被用來處死蘇格拉底的毒參

定劑，或是抗痙攣劑使用。在古希臘和中世紀阿拉伯醫學中，被用來治療多種疑難雜症，譬如關節炎。在古代日本也當成破傷風的治療藥使用，但現在已經不再作為醫療用途了。

## ●蕨菜與去雜質

蕨菜是知名野菜，屬於一種美味的食材。然而蕨菜含有名為原蕨苷的劇毒成分。據說放牧的牛吃了蕨菜就會排出血尿並倒下。

人類如果吃了蕨菜，說不定就會因為血尿而被救護車送到醫院。但這只是暫時的毒性。真正恐怖的在後頭。因為原蕨苷與黴菌的黃麴毒素一樣具有強烈的致癌性。

不過日本人喜歡蕨菜，也很常吃。但即使吃了蕨菜也不會排出血尿，或是因為蕨菜而罹患癌症。這是為什麼呢？這都要歸功於去雜質。

去雜質指的是將蕨菜浸泡在以水融解灰燼的灰汁中一個晚上。那麼灰燼是什麼呢？當然就是植物燃燒後留下的灰色粉末了。

如果被問到「植物由什麼組成？」多數人都回答澱粉與纖維素。而不管是澱粉還是纖維素都是碳水化合物，由碳C、氫H、氧O結合而成。

碳燃燒後就會變成二氧化碳$CO_2$氣體，氫氣也會變成水蒸氣。也就是說，理論上什麼都不會留下。但植物燃燒之後依然留下了灰燼。那麼這些灰燼到底是什麼呢？其實構成植物的物質不只是碳水化合物。還有有鈣、鎂、鉀、鐵等礦物質（金屬元

素）。**灰燼就是金屬元素的氧化物**，融於水時就會變成鹼性水溶液。

　　換句話說，**去雜質就是將蕨菜浸泡在鹼性水溶液裡**。原蕨苷在這樣的操作中會被鹼性溶液水解而變得無毒。祖母流傳下來的古老智慧非常重要。因為這樣的智慧必定是從許多人的犧牲當中培養出來的。

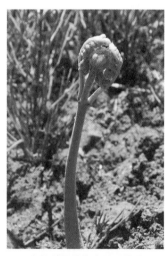

去雜質後就能食用的蕨菜
（出處：Kropsoq）

## 毒與藥之窗

# 讓教科書煩惱的鹼性例子

撰寫化學課本中的「酸性・鹼性例子」時會遇到一個困擾，那就是鹼性物質很難找到好的例子。酸性物質的例子要多少有多少，但鹼性物質的例子卻幾乎沒有。

不得已之下，只好拿灰汁與肥皂來當例子，但現在還有人家裡會常備灰汁與肥皂嗎？畢竟甚至有人沒看過灰燼。至於肥皂，也有很多家庭只常備中性清潔劑，沒有存放肥皂。不過，在本書中有幸能夠解釋灰燼，讓我鬆了一口氣。

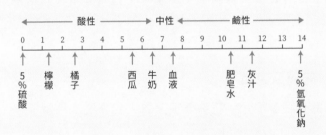

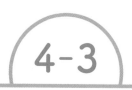

# 木本類的毒植物

## —— 蓖麻、夾竹桃、高山八角

大家或許覺得有毒植物多為草花，但有些木本類植物也含有劇毒。

### ●美麗的蓖麻之毒

蓖麻有許多種類，花朵都很美麗，也會被拿來當成插花的花材。其種子呈橄欖球狀，長徑約1cm，形狀如鵪鶉蛋，非常特殊。種子重量約50～60%是油，稱為蓖麻油，屬於醫療與工業用油，據說全世界每年生產100萬噸。

蓖麻的種子裡含有劇毒離胺酸。離胺酸會進入細胞，破壞RNA，妨礙細胞的蛋白質合成。據說1分子的離胺酸就足以殺死一個細胞，其毒性十分猛烈。

不過，在提煉蓖麻油時會將

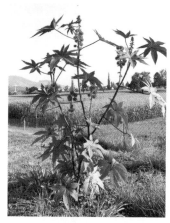

提煉蓖麻油的蓖麻
（出處：Andelfrh）

種子加熱。離胺酸是少數由蛋白質構成的植物毒，因此加熱之後就會像生雞蛋一樣發生不可逆的變化，變得沒有毒性。因此不要說蓖麻油了，就連榨油後的殘渣也變得無毒。

蓖麻油也被作為瀉藥廣泛使用。

## ●常見的行道樹夾竹桃

夾竹桃是一種樹高3～4m左右，從根部分枝的樹木，夏季開出紅白相間的花朵。由於能夠抵抗廢氣，因此被當成行道樹種植。夾竹桃雖然常見，但是毒性非強，必須注意。

夾竹桃不僅整株植物體都有毒，**其毒性甚至擴及周邊土壤。** 除此之外，燃燒其生木的煙霧也有毒性，就算製成腐葉土，其毒性也會殘留一年。夾竹桃的毒性可說是執念深沉。

甚至還發生過用夾竹桃樹枝當串烤竹籤的致命意外。正可說是燒成灰也不能吃的有毒植物。

其有毒成分為夾竹桃素，$LD_{50}$為0.3mg/kg，毒性遠比氰酸鉀的10mg/kg猛烈。

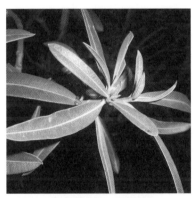

執念深厚的毒木夾竹桃

## ●紫杉的紅色果實有毒

紫杉是一種針葉樹，木質堅硬美觀，經常被當成雕刻材料使用。但其植物體，尤其是紅色的小巧種子卻含有劇毒。其有毒成

分紫杉素（taxine）是毒素的英語通用名稱toxin的語源，指的是源自於生物的毒性。

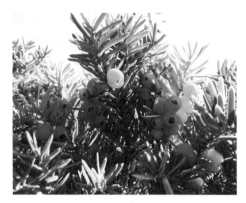

紅色果實含有劇毒的紫杉樹
（出處：青森熊）

這顯示紫杉的毒性在歐洲廣為人知，但在日本卻不是那麼聞名。這或許是因為紫杉素具有強烈的苦味，因此很難大量食用含有紫杉素的葉子和果實。攝入紫杉素會導致嘔吐、腹瀉、痙攣，甚至因呼吸或循環障礙而死亡。

## ●為什麼在掃墓時會供奉高山八角？

高山八角的整株植物都有毒，因此其日文名稱「shikimi」源自於「惡之實（ashikimi）」。這種植物生長於山區，可長成高約20m的大樹。整棵植物體都有毒，可免於被鹿類等動物吃掉，因此也可能長成森林。

秋季成熟的果實有8～12個袋果，這些袋果呈星形排列，形狀雖然酷似中國料理的香料八角，但高山八角的果實卻是劇毒。

高山八角的有毒物質主要是日本莽草素，尤其是種子的含量最多。攝入會導致嘔吐、痙攣、呼吸困難、昏迷，最壞的情況甚至會致死。

其果實成分之一莽草酸是流感治療藥克流感的原料。但莽草

酸本身並無治療效
果。

　有些人在掃墓時
會供奉高山八角，具
有驅逐昆蟲、動物的
意味。

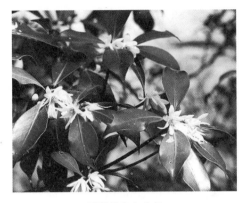

開花的高山八角
（出處：Alpsdake）

## ●酷似溲疏的「馬桑」

　八仙花科的溲疏樹幹中空，因此也被稱為「空木」。而馬桑
的外型酷似溲疏，卻帶有劇毒，因此也被稱為「毒空木」。這種
植物因為含有劇毒，因此還有「一郎兵衛殺」這樣誇張的別名。
其生長環境是河岸或山坡等日照良好的地方。樹枝從底部開始分
枝，高度約為1.5 m。整棵植物體含有即效性毒素馬桑內酯。

　果實成熟時滋味香甜，從以前就發生過兒童誤食的事故。戰
前兒童誤食的事故，
佔了所有人類植物中
毒事件的10％。因此
從前有些村子每當季
節來臨，就會出動所
有村民去砍伐馬桑。
現在中毒事件已經消
失，野生馬桑也被放
任不管，所以反而危

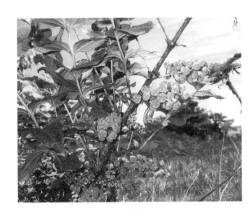

馬桑
（出處：Qwert1234）

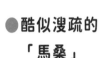

險。馬桑的毒素馬桑內酯會導致中樞神經亢奮，引起嘔吐、痙攣和呼吸麻痺。

## 毒與藥之窗

# 用流水洗去毒性

　　植物毒素多為水溶性。而去除水溶性毒素的方法就是「水洗」。將石蒜根磨成粉泡水，接著將水倒掉再換上新的水，反覆幾次之後就能洗去其毒性。

　　石蒜花吃起來不怎麼美味，而且不經過如此麻煩的處理不能食用，所以平常時候誰也不會想吃。不過在饑荒時卻可作為救荒作物。

　　話說回來，為什麼日本很多城堡都會種植松樹呢？據說這是因為在圍城戰中缺乏糧食時，松樹枝幹內側的薄皮可以食用。

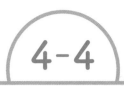

## 4-4

# 即便專家也很難判斷 葦菇是否有毒

## —— 火焰茸、鱗柄白鵝膏、簇生垂幕菇

### ● 不要輕信「有毒葦菇的民間分辨法」

說到葦菇，就會聯想到松茸、香菇、鴻喜菇等美味食材，但另一方面，也有許多葦菇以其毒性而聞名。據說光是日本出產的葦菇種類，就有4000種或5000種，其中只有3分之1有學名，而這當中約200種屬於有毒葦菇，其餘的絕大多數連能不能吃都不知道。

或許是因為這樣，自古以來就流傳著有毒葦菇的判斷方法，譬如「縱向裂開的葦菇安全無虞」，或是「用銀色髮簪刺刺看，不會變色的葦菇就沒問題」等等。但遺憾的是，這些方法全都是假的。

曾發生過休息站誤賣有毒葦菇，只好透過電視呼籲召回的意外。換句話說，就連專家也會搞錯，如果是外行人，最好遵守「除了超市販賣的栽培葦菇之外都不要吃」的原則。

接著就來看看知名的有毒葦菇。

## ●外型詭異又帶有劇毒的火焰茸

火焰茸這種有毒蕈菇在過去很少見，但最近在住宅區附近也經常能夠看到。其外型呈火焰狀，正如其誇張的名稱「火焰茸」，又或者看起來也像紅色手指，是一種造型詭異的蕈菇。

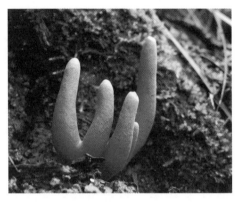

狀似火焰的「火焰茸」

因為造型的關係，很難想像有人會去吃它，但麻煩的是就算不吃也具有毒性。換句話說，就算只是碰到也會引起皮膚發炎與疼痛。當然如果吃下肚，最壞的情況將會致死。據說其致死量為3g，還不到一口。

其毒性新月毒素群屬於一種黴菌毒（黴菌毒素）。攝取後會在所有內臟出現症狀，即使有幸治癒，也會留下小腦萎縮所造成的運動障礙等後遺症。這種蕈菇相當恐怖，如果發現必須盡早消滅。

## ●劇毒鱗柄白鵝膏

鱗柄白鵝膏在歐洲是被稱為「破壞天使」有毒蕈菇，與同樣帶有劇毒的白蕈與豹斑鵝膏並稱「三大劇毒蕈菇」。三種蕈菇都呈現白色，所以有一些蕈菇指南會告訴人們「不要吃白色的蕈菇」。這是個聰明的建議。

但這種蕈菇滋味鮮美，據說有時會被誤食。致死量約8克，攝取後6～24小時內就會出現腹痛、嘔吐、腹瀉等症狀。但這些症狀只是暫時的，大約一天後就會消失。

但其實在症狀消失後依然會持續傷害內臟，大約一周後就會出現黃疸、肝臟肥大、腸胃出血等急性肝炎的症狀。因此一旦誤食，就必須迅速進行洗胃或洗腎等適當處置，否則一定會致死。其有毒成分主要是α-鵝膏蕈鹼。

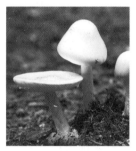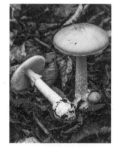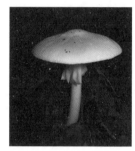

三大劇毒蕈菇
由左到右分別是鱗柄白鵝膏、豹斑鵝膏、白蕈

## ●簇生垂幕菇──死亡案例很多

簇生垂幕菇是幾乎全年都能看到的小型蕈菇。其外型酷似可食用的粟蕈，但生的時候帶有苦味。加熱之後苦味就會消失，所以被當成粟蕈誤食的案例頻發。

這種蕈菇的毒素和其他蕈菇一樣，屬於低分子量（小）化學物質，既不是細菌也不是蛋白質。因此無論是水煮還是燒烤，有毒分子都不會產生變化。所以因誤食這種蕈菇而中毒死亡的案例非常多。

吃下去之後大約3小時就會出現症狀。其症狀包括腹痛、嘔吐，嚴重時可能會因為脫水、痙攣、神經麻痺、肝臟受損等而致死。

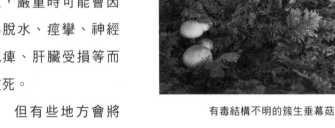

有毒結構不明的簇生垂幕菇

但有些地方會將這種毒蕈菇去除毒素之後食用，因此也必須注意。至今仍不清楚這種蕈菇的致死性毒素的結構。

## ●突然加入毒蕈菇的行列？貝形圓孢側耳

貝形圓孢側耳過去曾是廣為食用的食用蕈菇，這種蕈菇竟然有毒，相當令人驚訝。這是因為在2004年秋天，陸續出現患有腎功能障礙的人因為吃下這種蕈菇而出現急性腦炎的通報案例。從這時開始，中毒事故就接連爆發，當年在日本的東北和北陸9縣，就有59人發病，其中17人死亡。在發病者中甚至包括沒有腎臟病病史的人。

這種突然發生的變化該如何看待呢？難道是貝形圓孢側耳發生了突變？

原因似乎在於政府。因為2003年通過了傳染病法修正案。該修正案為了對付當時的新興傳染病SARS與炭疽菌等生物恐怖攻擊，規定如果發現急性腦炎患者，必須向政府通報。

因此到了隔年的
蕈菇季（2004年秋
季），貝形圓孢側耳
與急性腦炎的關聯性
才開始被詳細調查，
而因為這種蕈菇在過
去是知名的食用蕈
菇，因此未曾被懷疑
是造成腦炎的原因。

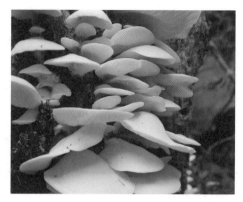

被指定為有毒蕈菇的貝形圓孢側耳

調查之後才第一次發現這種蕈菇的毒性，換句話說貝形圓孢側耳
原本就是有毒蕈菇，過去就曾出現過中毒者，但誰也沒有察覺，
說不定有些患者被隨便給個病名就結案。看來這是從根本上危及
醫師信用的狀況。

政府呼籲「即使沒有腎臟病史，在查明原因之前也應避免食
用本蕈菇」。而原因至今依然不明。

## ●毒笹子

**毒笹子**的毒性潛伏期並不固定。快的話隔天就會出現症狀，
慢的話甚至會在過了一個禮拜後，就連吃了什麼都完全忘記時症
狀才出現。

其症狀是「肢端紅腫症」，這種症狀非常嚴重，會從身體末
端開始變紅，並發生猛烈疼痛。其痛感非比尋常，彷彿就像被燒
紅的火鉗壓著一樣。而且據說如果久的話，疼痛甚至會持續一個
月。

雖然疼痛終將消失，但據說有人因為痛到無法入睡而虛弱至死，或者因為無法忍受疼痛而自殺。因此是絕對不想誤食的蕈菇。

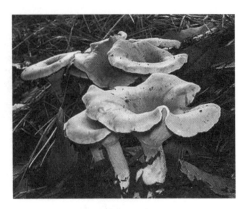

引起肢端紅腫症的毒笹子
（出處：日本厚生勞動省網站）

## ●墨汁鬼傘

墨汁鬼傘是一種白色纖細，姿態楚楚可憐的蕈菇。但這是「一夜限定假象」，隔天早上就會融化變成黑色液體，據說煮過之後吃起來相當美味。但對於喝酒的人來說，嚴重的狀況卻等在後頭。

上一章提過，「喝酒之後乙醇就會氧化變成乙醛，而乙醛是造成宿醉的元兇」。但乙醛會也會被醛氧化酵素氧化成為無毒醋酸，這時宿醉就會結束……原本應該是這樣。

但墨汁鬼傘竟然會使醛氧化酵素失效。

慘的是喝酒時把墨汁鬼傘當成美味下酒菜的老爹們。由於醛氧化酵素失效，宿醉的痛苦將持續下去。即使好不容易痊癒，墨汁鬼傘的詛咒依然沒有解除。因為如果

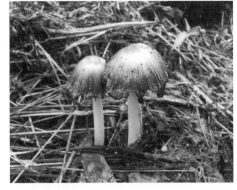

喝酒的人必須小心墨汁鬼傘

隔天晚上邊說著「好久沒像昨天那樣宿醉了，真可怕」邊喝酒，又會遭遇同樣的狀況。

因此也有人正在研究是否能將這種蕈菇當成戒酒藥使用。

## ●黴菌毒

黴菌有很多不同種類，顏色也相當繽紛，有藍色、黃色、黑色、白色等。有些能分泌盤尼西林與鏈黴素等抗生物質，也有一些會分泌毒物（黴菌毒）。其中最有名的就是黃麴毒素。這是附著於花生醬上的黴菌所分泌出的毒素。這種黴菌的可怕之處不在於腹瀉或腹痛等暫時性的毒，而在於具有有機物當中最高的致癌性，千萬不能粗心放入口中。

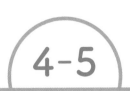

# 劇毒排行榜的細菌類

## —— 肉毒桿菌、破傷風菌

前面看到的毒物排行榜（參閱第29頁）中，分居一、二的兩種毒素都來自細菌。

### ●肉毒桿菌——還有意想不到的用途？

肉毒桿菌中毒是由知名的**肉毒桿菌**所產生的毒素所造成的。**肉毒桿菌是厭惡氧氣的厭氧菌，因此通常在罐頭與醃漬物中繁殖。**

肉毒桿菌（botulinus）的名稱來自香腸的拉丁文「botulus」，是一種非常危險的細菌，日本曾發生過多起中毒事件，造成許多人喪命。

接著來介紹兩起因肉毒桿菌而造成犧牲的實例。

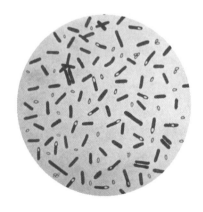

肉毒桿菌的顯微鏡影像

### ①北海道的「飯壽司」事件

1951年，北海道的一名女性因食用自己製作的「飯壽司」（譯注：將魚肉與蔬菜以米麴醃漬製作而成的發酵食品）而死亡。而且來參加這名女性喪禮的鄰居友人也吃了這個「飯壽司」，導致4人死亡，3人重症。

由於死者人數眾多，原本甚至懷疑「是否為犯罪事件」，但最後在吃剩的「飯壽司」中檢驗出肉毒桿菌毒素，證明犯人就是肉毒桿菌。

### ②熊本的「辣味蓮藕」事件

1984年發生的「辣味蓮藕」食物中毒事件，導致38人中毒，其中11人死亡。由於造成食物中毒的辣味蓮藕以「伴手禮」的形式販賣，因此災情波及13個都道府縣。辣味蓮藕是油炸之後再封入真空包裝的食品。油炸雖然能夠消滅肉毒桿菌，但肉毒桿菌產生的「芽孢」依然存活。

肉毒桿菌毒素是蛋白質，加熱之後就能消除毒性。但肉毒桿菌會產生具備熱耐性的芽孢以存活下來，當熱度下降就會繼續釋放毒素。肉毒桿菌毒素是一種神經毒，會妨礙神經細胞從軸突末端釋放神經傳導物質乙醯膽鹼。

由於其效果以肌肉鬆弛的形式展現，因此最近也開始用來治療斜視、眼瞼痙攣，或是作為撫平臉部皺紋的美容之用。肉毒桿菌雖然可怕，卻有意想不到的使用方式。

## ●破傷風菌

破傷風菌棲息在土壤中。因此如果在戶外受傷，就可能遭到破傷風菌入侵，罹患破傷風。破傷風菌釋放的破傷風毒素屬於毒蛋白，是一種神經毒。

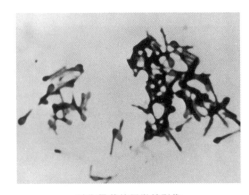

破傷風菌的顯微鏡影像

但其作用機制非常特殊。毒素會從神經細胞的接合處（突觸）侵入軸突末端，由此沿著軸突逆行去到樹突，再從這裡進入到下一條神經細胞的軸突末端，最後抵達脊隨。

接著在脊髓釋放大量的神經傳導物質，最後引起肌肉過度痙攣。這種痙攣相當嚴重，會使身體劇烈地向後弓起，甚至導致脊椎骨折，就連臉部面貌也會改變，出現「破傷風臉」這樣的特殊的表情。

但這種毒素屬於毒蛋白，只要經過福馬林處理就會變得無毒，而這就是破傷風疫苗。破傷風在現代已經可透過疫苗完全預防。所有日本人在年幼時都接種過這種疫苗。

# 毒物二重奏（前篇）

1986年5月19日，一對中年的新婚夫妻降落在沖繩那霸機場。丈夫神谷46歲，這是他第三次結婚，33歲的妻子則是第一次結婚。他們在沖繩度過一個晚上後，神谷回到大阪工作，妻子則計劃與從東京前來的三名友人一同前往石垣島。

隔天20日上午，兩人前往機場。11時35分，妻子的3名友人所搭乘的前往石垣島的飛機抵達了，而妻子也上了飛機，神谷目送她離開。

妻子一行人抵達石垣島後直接前往飯店，並在下午1點半辦理入住手續。就在房務人員為他們介紹房間時，不尋常的事情發生了。神谷的妻子突然覺得不舒服。她出現腹痛、手腳麻痺等症狀，並且反覆嘔吐。雖然被送往醫院，但抵達醫院時已經是心肺停止的狀態，最後於3點4分去世。得知妻子異狀的神谷，雖然從那霸機場搭乘飛機前往石垣島，卻沒能夠見妻子最後一面。

妻子的遺體由琉球大學醫學院的副教授解剖，但沒有發現明確的病變，於是被診斷為心肌梗塞。但副教授對死因耿耿於懷，他將腦的切片與心臟浸泡在福馬林中，並冷凍保存30mL的血液。

妻子的3名友人無法接受這樣的死因。他們調查後發現，神谷為妻子投保了一份金額高達1億8500萬日圓的壽險，一般不會保到這麼高的額度。而他也為自己投保了同樣的金額。兩人份保費為每個月40萬日圓。除此之外，結婚的內情也不尋常。神谷的第二任妻子在前一年9月去世，才過短短不到兩個月就認識這任妻子，並在6天後向她求婚。。

友人們把這些狀況告訴警方，並要求重新調查。保險公司也提出了重新調查的申請。警方雖然著手重啟調查，但遺體已

經火化，證據全都消失了。不過，法醫的手邊保留了冷凍保存的血液。調查這份血液後，竟然檢測出烏頭的毒素烏頭鹼。這是使用烏頭的毒殺，警方振奮了起來。

調查神谷的住家，發現他從附近的園藝店購買了大量的觀賞用烏頭，房間裡則搜出燒瓶、燒杯、純酒精、藥用膠囊，甚至是只有在大學的化學實驗室才能看到的大型實驗儀器——旋轉蒸發器。

只要有純酒精、燒瓶、旋轉蒸發器，就能輕易從觀賞用烏頭萃取出烏頭鹼。將這起事件看成是神谷所犯下的罪行應該不會錯。

但這時遇到一個嚴重的問題。那就是神谷有牢不可破的不在場證明。這是因為如果服用致死劑量的烏頭鹼，20分鐘內就會出現症狀，並且會在2小時內死亡。從11點55分搭乘飛機，到1點半辦理入住手續之間有1個半小時的時間，妻子在這段期間沒有任何異狀，11點半與她分開的神谷不可能犯下任何罪行。

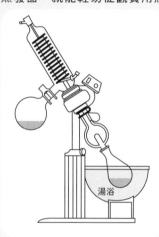

湯浴

浸泡熱水

就算裝入膠囊給她服用，膠囊吞入胃裡也不到10分鐘就會融解，因此搜查遇到了瓶頸。

各位讀者會如何解開這起事件的謎團呢？

（後續發展請看第133頁，第5章第4節「魚類的毒性」之後的專欄）

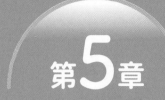

第**5**章

# 動物的
# 毒性與藥性

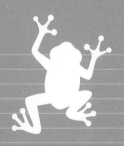

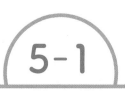

# 5-1

## 哺乳類・鳥類竟然也有毒？

### ——傳說中的「鴆」在現代復活？

　　人們曾有一段時間認為「哺乳類動物或許都不具備毒性」。但最近發現了好幾種有毒的哺乳類動物。

　　鳥類也一樣。中國古代典籍中曾出現傳說中帶有毒性的「鴆」（據傳是因為吃了蝮蛇而將其毒素累積於體內），而最近在新幾內亞發現了毒鳥。

### ●哺乳類動物——鴨嘴獸、尖鼠、懶猴

　　雖然有毒的哺乳類種類非常少，但確實存在。

　　首先是鴨嘴獸。鴨嘴獸是哺乳類中的異類。不只在外觀上擁有鳥類一般的嘴巴，還會下蛋。到此為止的特徵都屬於鳥類，但從蛋孵化出來的寶寶卻會吃奶（哺乳類），因此雖然聽起來複雜，仍被歸類為哺乳類。

　　鴨嘴獸只有雄性有毒，而其毒性就存在於距（譯注：鳥類跗跖骨後方突出的骨棍）當中。雖然鴨嘴獸毒足以殺死犬隻之類的小型動物，但卻不足以殺死人，因此尚未接獲人類的死亡通報案例。但據說其毒性會造成強烈的疼痛感，而且可能持續數天到數

個月之久。

　　**尖鼠**也是有毒的哺乳類。這是一種體長約10cm的小型老鼠，由於沒有儲存能量的機制，因此必須不斷地進食，如果缺乏食物，就會在數小時之內餓死，肩負著相當嚴酷的命運。

　　尖鼠的毒素存在於唾液當中。使用方式是將毒液注入獵物身上使其麻痺並捕食。毒液成分屬於蛋白質，但其結構尚未被分析出來。

圖5-1-1●有毒的哺乳類

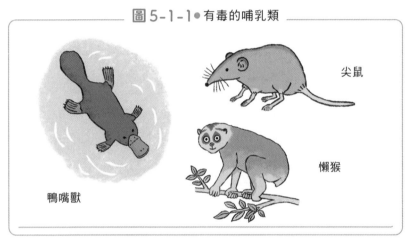

尖鼠

懶猴

鴨嘴獸

　　**懶猴**是一種體長約30～40公分的小型猴子。其毒性（前驅物質）從手肘內側的毒腺中分泌。剛分泌出來的毒素前驅物質其實還不能算是真正的毒素。當懶猴舔舐這種前驅物質，使其與唾液混合並塗滿全身（梳毛）時，才真正變成「毒」。

　　但其毒性薄弱，只足以麻痺敵人。這樣真的具有保護自己，以防遭到捕食的效果嗎？

## ●鳥類──中國的鴆在現代出現？

根據中國古代典籍，從前在中國有一種帶有猛毒的鳥類，名為「鴆」。其大小與鶴相當，經常以毒蛇為食。鴆的毒不只存在於肌肉，也存在於羽毛當中，據說使用其羽毛泡酒，就能將毒液作為暗殺之用。這就稱為鴆殺。

沒有人實際看過鴆鳥，因此長久以來都被視為傳說，但1990年卻同時在新幾內亞發現三種有毒的鳥。

人們原本就知道這些鳥的存在，但並不知道其帶有毒性。只不過在偶然間發現其中一種帶有毒性，於是調查其他兩種，結果發現果然也有毒。

這三種鳥的名字分別是黑頭林鵙鶲、雜色林鵙鶲與鏽色林鵙鶲，全部都是林鵙鶲類。林鵙鶲體型很大，體長可達60～80cm，讓人忍不住覺得「這說不定是鴆」。

其毒素屬於蛙毒，與前面看過的箭毒蛙身上所帶的劇毒箭毒

圖5-1-2 ● 雜色林鵙鶲、鏽色林鵙鶲的速寫

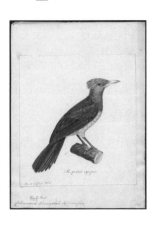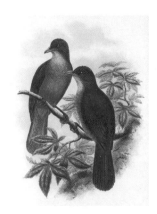

哺乳類‧鳥類竟然也有毒？

蛙鹼相似。毒素主要分布於皮膚和羽毛之中。雖然需要強大的想像力，但如果將其羽毛浸泡在酒中，或許也能用來毒殺。

毒與藥之窗

## 禽流感

禽流感是由A型流感病毒引起的鳥類疾病，可以分為強毒型和弱毒型。當雞等家禽感染強毒型病毒時，多數都會死亡。人類很少感染禽流感，如果只是住在爆發禽流感的養殖場附近，或者只是從附近經過，並不會被感染。

禽流感病毒經過加熱後，其感染性就會消失。加熱時必須將食品整體加熱到70℃以上，至於雞肉則建議要加熱到粉紅色的部分消失為止。

雖然日本在生產雞蛋時考慮到生食的狀況，但覺得擔心或身體狀況不佳時，最好煮熟再食用。WHO建議將中心部加熱至70℃以上。

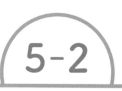

# 5-2

# 爬蟲類與
# 「毒物專家」埃及豔后
## —— 眼鏡蛇還是鎖蛇？

　　說到「有毒的生物」，反射性地就會想到毒蛇吧？日本也有許多毒蛇，譬如蝮蛇、龜殼花等，而世界上還有其他更厲害的毒蛇。

　　但令人意想不到的是青蛙也不容小覷，有些種類的青蛙所具備的毒素，就連蛇類遇到都會落荒而逃。

## ●毒蛇的毒是「毒蛋白」

　　在日本提到毒蛇，通常指的是蝮蛇和龜殼花，至於世界其他地方的知名毒蛇，則有眼鏡蛇、響尾蛇和百步蛇等。此外，棲息在海洋中的海蛇，其毒素也是出了名的劇毒。牠們的毒是什麼樣的毒呢？

　　蛇類的毒全部都是蛋白質（毒蛋白）。蛋白質是一種巨大分子，由好幾百個名為胺基酸的單位分子以特定順序結合而成，一般稱為高分子。

　　身邊常見的高分子物質，就是塑膠袋和寶特瓶的PET了，但構成塑膠袋的單位分子只有一種，構成寶特瓶的只有兩種。至於

構成蛋白質的胺基酸，以人類為例就有多達20種，遠比塑膠袋和寶特瓶複雜。

但如果與之後將會介紹的突額鸚嘴魚毒素蒐葵毒的複雜結構相比（參閱第128頁），就可說是小巫見大巫。

但這指的是觀察胺基酸結合順序的情況。蛋白質是由胺基酸結合而成的，如同長毛線一般的分子，並以特定的方式折疊，稱為蛋白質的立體結構，其複雜程度非同凡響。而且，只要立體結構（摺疊方式）稍有不同，就會失去其作為蛋白質的作用。

造成狂牛症的普利昂蛋白質可說是典型的例子。若普利昂蛋白質以正常方式折疊，就是對生物體有用的蛋白質，然而當其折疊方式改變，就會造成狂牛症。

這種立體結構如果受到溫度、酸、酒精等要素影響，就會產生不可逆的變化（無法恢復原狀），稱為**蛋白質的變性**（參閱第55頁）。舉例來說，雖然可以將「生蛋」煮成「水煮蛋」，但「水煮蛋」即使冷卻也無法變回「生蛋」。這就是說明蛋白質變性的絕佳例子。

蝮蛇酒就是由蝮蛇的毒蛋白受酒精影響產生不可逆的變性所製成。因為是毒蛋白才能夠產生這樣的變性，如果是河豚毒或烏頭毒就絕對不可能發生。

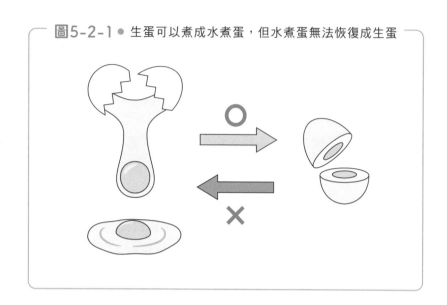

圖5-2-1 ● 生蛋可以煮成水煮蛋，但水煮蛋無法恢復成生蛋

## ●為什麼埃及豔后要使用眼鏡蛇呢？

毒毒蛇的毒素主要分成2種。分別是阻礙神經傳導的**神經毒**，以及破壞肌肉的**出血毒**。眼鏡蛇是神經毒的代表，海蛇毒（參閱第120頁）也是神經毒。神經毒顧名思義，就是「對神經產生作用」的毒素，因此據說不會造成太嚴重的疼痛，能夠平靜地死去。

至於出血毒則會使患部腫脹、肌肉壞死，因此將伴隨劇烈疼痛。蝮蛇、龜殼花、虎斑頸槽蛇等日本的毒蛇，全部都屬於出血毒。而棲息在美國的響尾蛇、以毒性猛烈而聞名的鎖蛇也都具有出血毒。

據說埃及豔后克麗奧佩脫拉使用毒蛇咬身自殺，而使用的是眼鏡蛇還是鎖蛇頗有爭議（電影中通常都使用眼鏡蛇）。

其中一個說法是，埃及豔后曾使用奴隸進行毒物的人體研

究，因此是一名「毒物專家」。倘若這件事情屬實，或許可推測她會選擇較不痛苦的眼鏡蛇（神經毒），而非較痛苦的鎖蛇（出血毒）。

從「毒性差異」重新審視歷史，也是一件有趣的事情呢！

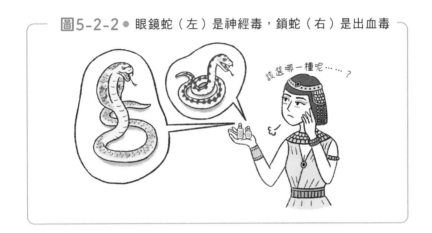

圖5-2-2● 眼鏡蛇（左）是神經毒，鎖蛇（右）是出血毒

## ●日本的毒蛇

過去曾以為日本的毒蛇「只有蝮蛇與龜殼花兩種」。

但在1984年曾發生愛知縣的國中生被虎斑頸槽蛇咬傷致死的事件。調查後發現，虎斑頸槽蛇有毒在專家之間不是什麼新聞。

為什麼一般人卻不知道呢？這是因為虎斑頸槽蛇的毒牙與普通的毒蛇不同，是位於口腔深處的小牙齒，因此平常咬人時並不會注入毒液。

但這名國中生喜歡蛇，試圖把蛇放進背包裡帶回家，結果手指被狠狠地咬了一口。從此以後，醫院裡就常備虎斑頸槽蛇的血清。

比較虎斑頸槽蛇、蝮蛇與龜殼花的單位重量毒素強弱，其結果是

虎斑頸槽蛇＞蝮蛇＞龜殼花，

換句話說，虎斑頸槽蛇的毒素最強。

但以一隻毒蛇的體重而言，則是龜殼花較重，注入的毒液量也較多，因此更容易造成致死性危害。

雖然虎斑頸槽蛇的毒素就每單位來看可排入「猛毒」之列，但也必須考慮「量」，就如同水喝太多也會變成「毒」。

## ●爬蟲類的海蛇雖然溫和卻「有毒」

一般所說的「海蛇」其實有兩種，一種是爬蟲類，另一種則是魚類。

魚類的海蛇有鰓，可以在水中呼吸，不具備毒性。但這種海蛇牙齒尖銳，個性凶暴，如果被咬到就會造成嚴重傷害。

至於爬蟲類的海蛇則個性溫和，很少會咬人，但因為身懷劇毒，如果被咬就會遭遇致命風險。

因此無論看到哪種海蛇都不要隨便去碰才是明智之舉。沖繩的海蛇料理非常有名，魚類與爬蟲類都會成為食材。

沖 近海常見的爬蟲類海蛇是闊帶青斑海蛇。其毒性為神經毒，據說強度是龜殼花毒的70～80倍。

據說在沖繩捕來做為燻製用食材時通常都會徒手捕捉。如果被咬到，最壞的情況可能會死亡。除此之外，在海中被咬傷的情況也不少，因此也有溺死的風險。

## 圖5-2-3 ● 海蛇有兩種

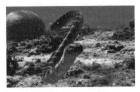

闊帶青斑海蛇（爬蟲類）

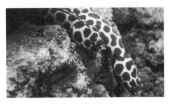

秋花蛇鰻（魚類）

|  | 爬蟲類 | 魚類 |
|---|---|---|
| 個性 | 溫和 | 凶暴 |
| 毒 | 有 | 無 |

動物的毒性與藥性

# 5-3

# 不能小看兩棲類的毒！

## —— 蟾蜍與箭毒蛙

● **生物史上排名第2的劇毒動物是「青蛙」**

　　青蛙經常頂著一張天真有趣的臉，但有些青蛙的毒性，卻連蛇類遇上了也要落荒而逃。就算看起來美麗又可愛也不容小覷。飼養南方產的青蛙的人更是必須注意。

　　蟾蜍是一種大型青蛙，一般稱為「蛤蟆」，其後腦勺的耳線會噴出毒液。除了後腦勺之外，身體表面的疣狀突起也會分泌出白色黏稠的毒液。這些毒液可以驅逐害蟲。其成分蟾蜍毒素屬於

**圖5-3-1 ● 蟾蜍與蟾蜍毒素**

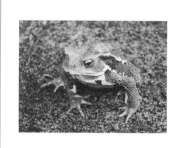
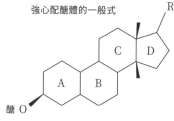

強心配醣體的一般式

一種強心配醣體，在中藥裡稱為蟾酥，可作為強心劑使用。簡單來說就是蛤蟆油。

另一種有毒青蛙箭毒蛙也不能忘記（參閱第31頁）。箭毒是狩獵民族用來塗在箭上的毒，藉此留下獵物。

因此如果稍微誇張一點，甚至可以說「箭毒肩負拯救民族免於飢餓的重大使命」。因此箭毒用的就是該民族所知最強的毒，譬如愛努民族就使用烏頭的毒素烏頭鹼作為箭毒。

至於南美洲的狩獵民族，就喜歡使用箭毒蛙的毒。箭毒蛙有許多種類，但都是小型青蛙，體型最大的也只有6cm。顏色呈橙色、藍色、黃色、綠色等，雖然如寶石般美麗，卻具有強烈毒性。

箭毒蛙的毒性是被稱為箭毒蛙鹼的神經毒，據說在生物毒素當中，強度僅次於菟葵毒。但這種毒素並非由青蛙自己製造，而是透過當地的螞蟻、扁虱等，經由食物鏈採集而來。

---

圖5-3-2 ● 箭毒蛙與箭毒蛙鹼的結構

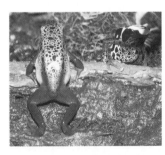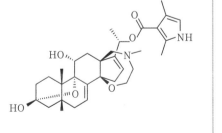

左邊是箭毒蛙，右邊是染色箭毒蛙

## ●壁虎是爬蟲類，蠑螈是兩棲類

壁虎與蠑螈在日本分別稱為「屋守」與「井守」，不僅名稱相似，造型也類似，因此容易搞混，但從生物學角度來看，它們是完全不同的物種。壁虎是爬蟲類，可以在沒有水的屋內生活，所以被稱為「屋守」。至於蠑螈則是兩棲類，沒有水就無法生活，所以被稱為「井守」。日本產的蠑螈因腹部呈現紅色，所以也被稱為赤腹。

爬蟲類的壁虎不具備毒性，但兩棲類的蠑螈會從皮膚分泌出與河豚同樣的河豚毒素，因此被視為危險生物。話雖如此，如果只是用手觸摸不至於造成危險。

但如果用摸過蠑螈的手揉眼睛就糟了，因此摸過兩棲類之後最好將手洗乾淨。而蠑螈也和河豚一樣，如果吃下肚是一件相當危險的事情。

不能小看兩棲類的毒！

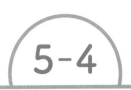

# 5-4

## 許多魚類
## 都是劇毒的強者

—— 河豚、藍紋章魚、芋螺

　　大家都知道不少魚貝類具備毒性。但其毒性不一定是由該動物在自己體內製造。因為大型魚類會透過食物鏈濃縮浮游生物等小動物製造的毒性，並儲存於體內。因此魚貝類的毒性會隨著棲息地點與時期等而大幅改變。

### ●河豚毒──養殖的河豚就沒有毒？

　　魚貝類的毒性當中，最知名的就是河豚毒，也就是河豚毒素（tetrodotoxin）。其名稱tetrodotoxin來自希臘數字的「4」（tetra）＋「牙齒」（odo）＋「生物毒素」（toxin），因為河豚擁有4顆大而銳利的牙齒。

　　附帶一提，在化學中經常使用希臘數詞，所以在此列出1至10的希臘數詞作為參考。

圖5-4-1 ● 1～10的希臘數詞

| 1~10 | 1 | 2 | 3 | 4 | 5 |
|------|------|------|------|------|------|
| 數詞 | mono- | di- | tri- | tetra- | penta- |

| 1~10 | 6 | 7 | 8 | 9 | 10 |
|------|------|------|------|------|------|
| 數詞 | hexa- | hepta- | octa- | nona- | deca- |

　　話說回來，河豚的毒並非在體內自行製造，而是透過食物鏈將紅藻類製造的毒素累積於體內。因此無法攝取天然餌食的養殖河豚是無毒的。

　　但據說將天然河豚放進養殖河豚群當中，就會使養殖河豚毒化。因此也有一說認為，天然河豚體內具有生產河豚毒素的細菌，而這些細菌會移動到養殖河豚身上。

　　不過在河豚當中，有一些像「黑鯖河豚」一樣完全無毒，也有一些像「毒鯖河豚」一樣全身上下都是毒，而且外行人很難分辨兩者，因此非常麻煩。

　　「水紋尖鼻魨」這種中型河豚不僅身體和內臟，就連體表也帶有毒性。亢奮時體表會分泌黏液，而這些黏液中含有毒素。雖然有些也像虎河豚那樣，除了卵巢、肝臟和血液之外，其他部分都沒有毒性，但外行人很難處理。

　　河豚毒素是比氰酸鉀強1000倍的劇毒，但也具有止痛效果，可作為止痛劑使用。河豚毒素屬於一種神經毒，透過封閉神經細胞的鈉通道，阻礙神經的訊息傳達，作用與烏頭的毒素烏頭鹼完全相反。

這麼一來就會產生一個單純的疑問：「**如果同時服下烏頭鹼與河豚毒素會發生什麼事呢？**」關於這個問題的答案，請看上一章專欄「毒物二重奏」的後篇（參閱第133頁）。

日本的能登半島以食用劇毒的「虎河豚卵巢」而聞名。在這個地區，會將卵巢以鹽醃漬半年以上，接著除去鹽分，再以米糠醃漬半年以上。這麼一來就能去除河豚毒素的毒性，但至今依然不清楚其科學反應機制。

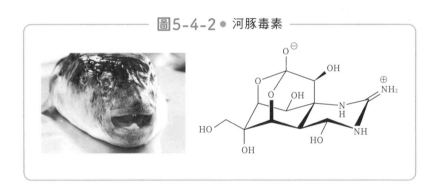

圖5-4-2 ● 河豚毒素

## ●藍紋章魚的毒性

或許受到全球暖化影響，近年來日本近海的水溫上升，過去未曾棲息於日本近海的海洋生物也開始在這裡出現。**藍紋章魚**就是其中之一。這是一種體長約9cm的小章魚，亢奮時體表會出現藍紋，因此而得名。

其個性非常暴躁，如果觸摸就會被咬。這時唾液中所含的河豚毒素就會注入被害者體內，被害者就會和中河豚毒一樣喪命。

藍紋章魚除了河豚毒素之外，也含有血清素與多巴胺等人類大腦內的神經傳導物質，這些物質將綜合起來阻礙被害者的神經

傳導系統。如果在海岸發現藍紋章魚，必須小心不要摸到。

### 圖5-4-3 ● 藍紋章魚與多巴胺

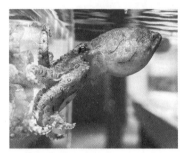

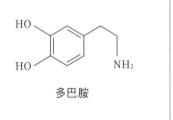

多巴胺

具有河豚毒的藍紋章魚（出處：Totti）

## ●珊瑚礁的毒

　　棲息於珊瑚礁的魚類，在某些季節可能含有劇毒。但其毒性因季節而異，因此也必須注意。其毒性之所以會隨著季節改變，是因為並非由珊瑚礁產生，而是透過食物鏈累積在魚的體內。

　　其中最有名的就是**菟葵毒**。這是從棲息於珊瑚礁的菟葵這種海葵身上所發現的毒物，其毒性強度約為河豚毒的50倍，當地人在過去曾將其當成箭毒使用。現在則以突額鸚嘴魚的毒而聞名。

　　據說突額鸚嘴魚的魚肉相當美味，但其內臟，有時連魚肉都含有這種毒素。必須避免吃太多，而且絕對不要食用內臟。

　　菟葵毒之所以聞名，一方面在於其毒性強烈，但另一方面也是因為其分子結構非常複雜（參閱圖5-4-4）。光是確定其結構就需要付出很大的努力，而在實驗室合成更是驚人。據說這是人類所製作的，最複雜的天然物。

　　如果菟葵毒進入體內，將因肌肉融解而產生劇烈疼痛、排出

圖5-4-4 ● 棲息於沖繩的突額鸚嘴魚與複雜的菎葵毒結構

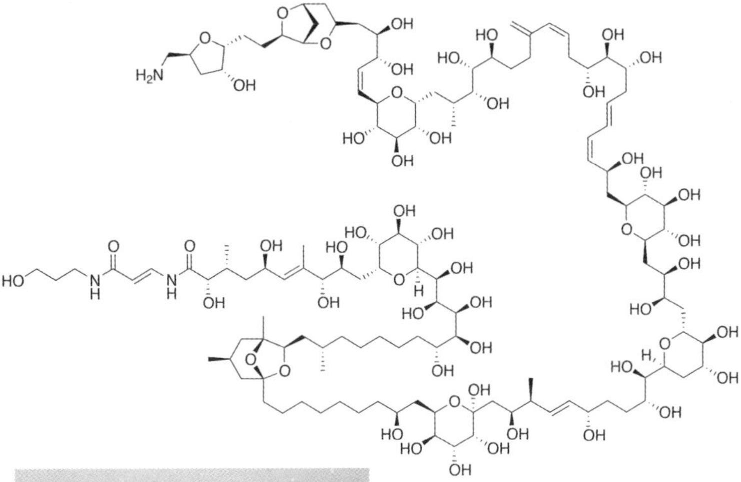

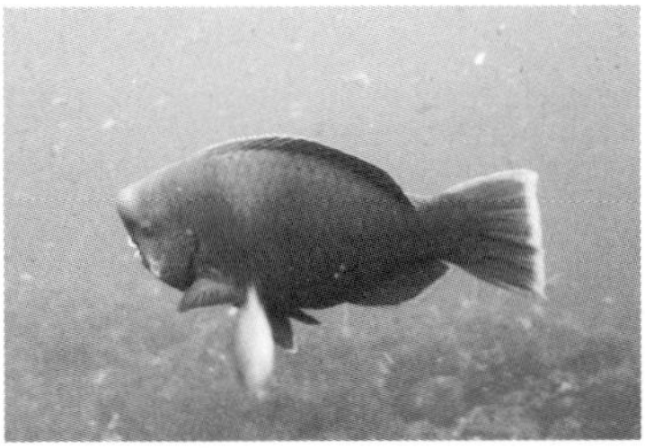

（出處：bocagrandelasvegas）

黑褐色尿液、步行困難、呼吸困難，最壞的情況將會致死。最近受到海水溫度上升的影響，突額鸚嘴魚也會混入棲息於關東地區沿岸的石鯛當中，如果吃一口發現不對，停下筷子才是聰明的作法。

## ●也必須小心會刺人的魚

喜歡海釣的人，或許曾有被魚刺中而感到疼痛的經驗。小型的可能是體長不到10cm的紅鰭赤　魚，中型的可能是形似鯰魚的

鰻鯰，大型的則可能是魟魚。

　　如果被赤　魚刺傷，可能過不到一小時疼痛就會消失，但如果是鰻鯰，不小心踩到可能會穿破長靴鞋底刺進腳底，就連漁夫都得躺好幾天。至於被魟魚刺到就必須住院，最糟的情況可能會因為**引發過敏性休克而死亡**。

　　這些魚的毒性都屬於「毒蛋白」，只要加熱就會因為變性而失去毒性。因此如果被於刺傷，只要浸泡在不燙人的熱水中就能減輕疼痛。除此之外，魚類最好還是煮熟之後再食用。將鰻鯰紅燒或煮成味噌湯都很美味。

## ●水母的毒

　　半透明的**水母**泳姿優雅，在水族館中也是受歡迎的療癒系動物，但有些水母也含有劇毒。

　　水母的觸手有**刺胞細胞**這種特殊細胞，受到外界刺激時，其細胞內壓可達150大氣壓，使其發射出稱為刺絲的棘刺。這種棘刺含有毒素，屬於一種蛋白質，因容易分解，所以尚未確定其結構。

　　日本知名的是僧帽水母。其傘狀部分直徑很小，大約只有10cm，但觸手長度平均10m，最長可達50m，非常巨大。如果被其觸手碰到，除了感到劇痛之外，還會出現蚯蚓狀腫脹，疼痛也可能持續好幾天，嚴重時甚至會因引起休克死亡。

　　如果被刺到第2次，可能引發症狀嚴重的過敏性休克，因此必須注意。

　　棲息於澳洲海域的箱水母，是全球聞名的劇毒水母。其傘部

高40cm，觸手長達4m，屬於一種大型水母，據說被刺到後會因為太痛引起休克而溺死。即使上岸，被刺傷的部位也會壞死、並出現視力下降、呼吸困難、心臟驟停等症狀，據說大約1～10分鐘就會致死。

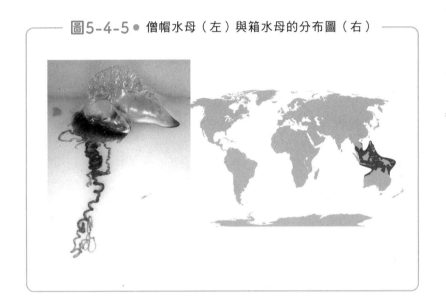

圖5-4-5 ● 僧帽水母（左）與箱水母的分布圖（右）

## ●可怕的「貝毒」

貝毒主要指的是二枚貝以具有毒性的植物浮游生物為食，並將毒素累積於體內的現象。雖然年代久遠，但1942年在靜岡縣濱名湖附近發生了一起名為「濱名湖海瓜子中毒事件」的大規模食物中毒，患者334人，其中144人死亡。

二枚貝以植物浮游生物為食，但有些種類的植物浮游生物中帶有毒素。這樣的浮游生物稱為貝毒浮游生物。如果貝毒浮游生物出現在貝類棲息的海域，二枚貝就會吃下大量的貝毒浮游生

物，並逐漸在體內累積毒性。但貝毒浮游生物不常出現，因此貝類通常不會毒化。

貝毒包含麻痺性貝毒、腹瀉性貝毒、神經性貝毒、記憶喪失性貝毒等不同的類型。**其中在日本國內出現的是麻痺性貝毒與腹瀉性貝毒這兩種**。這些有毒成分屬於水溶性神經毒，高毒性的成分具有與河豚毒素不相上下的毒力，能使神經肌肉系統嚴重麻痺。其有毒成分能耐高溫，煮過或烤過都不足以使其失去毒性。

麻痺性貝毒在吃下後30分鐘，舌頭、唇部和臉部就會開始麻痺。最壞的情況將在12小時內因呼吸困難等原因而死亡。如果能夠撐過12小時就會逐漸恢復。

至於腹瀉性貝毒，除了腹瀉之外，還會出現嘔吐、想吐、腹痛等症狀。吃下肚後30分鐘～4小時內發病，因為不會發燒，所以能夠與其他食物中毒區別。大約3天後就能完全康復，沒有死亡案例。

貝毒會由產地的衛生所等定期檢查，若發現就會對該海域的出貨進行管制，防止累積貝毒的二枚貝流入市場。

## ●芋螺毒是「藥的寶庫」？

醫學、藥學的領域現在正關注一種名為芋螺的貝類。這種貝類屬於寶螺的同伴，因為形狀與小芋頭相似而得名。芋螺的種類眾多，據說多達500種，全部都屬於肉食性，用毒的目的是殺死獵物。芋螺的齒舌演化成魚叉狀，可射向獵物注入毒素。魚叉非常鋒利，甚至可貫穿潛水衣。

毒性最猛烈的是殺手芋螺，沖繩稱之為龜殼花貝，意思是

許多魚類都是劇毒的強者

「擁有如龜殼花般的劇毒」。據說一顆殺手芋螺的毒性相當於30人份的致死劑量。

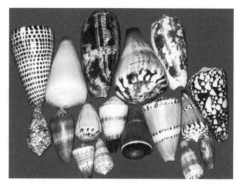

劇毒的芋螺也被稱為龜殼花貝（出處：Pet）

芋螺之所以受到醫學、藥學領域的關注，就是因為其毒性。畢竟「毒就是藥」。芋螺所含的毒素不只一種，而是數十種，有時甚至會超過100種。其中多數的結構都不確定。如果這些毒素的結構與生理作用都變得明確，就有可能開發出數十種新藥。

實際上，從芋螺發現的成分ziconotide，具有比嗎啡強1000倍的止痛效果，在2004年已被美國批准作為藥品。據說目前正在研究的芋螺當中，有些可能對於阿茲海默症、帕金森病、癲癇等現代醫學難以治療的疾病具有療效。就這層意義而言，芋螺就是藥物的寶庫。

## ●淡水魚的毒素——沒有鰻魚生魚片的理由

雖然數量很少，但有些淡水魚也具備毒性。最有名的是鯉魚和鰻魚。

鯉魚的毒在膽囊，稱為「生膽」，在日本被某些人視為壯陽藥，甚至會在料理時先將膽囊吞入口中，但這樣的行為可不能模仿，因為鯉科的魚類膽囊中含有被稱為鯉魚毒的毒素。中國曾發

生過不少食用同為淡水魚的草魚膽囊而中毒死亡的案例。

**鰻魚的毒素**則存在於血液裡。因此沒有生吃鰻魚（例如生魚片）的習慣。鰻魚職人對於鰻魚的血液毒感受最強烈。據說殺鰻魚時如果割傷手指，不僅痛感強烈，也會好得很慢。

*　　　　*　　　　*

下一頁將介紹上一章（第4章）「毒物二重奏（前篇）」（107頁）的後篇。為什麼會分成兩篇介紹呢？因為第4章介紹了烏頭，而推理必須涉及本章第5章介紹的「動物毒」才能完結。

因此解決這起事件需要兩種知識，接著就請看「毒物二重奏（後篇）」。

許多魚類都是劇毒的強者

# 毒物二重奏（後篇）

　　警方再度委託副教授調查。剛好在這個時候，副教授畢業的大學引進了最新的高精度分析儀器，因此他便使用這個儀器重新鑑定血液。結果這次竟然驗出了河豚毒素。警方調查後發現，神谷在事件前購買了黑點多紀魨這種河豚，而且數量多達1200隻。

　　這起事件不是單純的毒殺事件，而是使用自然界的兩大毒烏頭鹼（烏頭毒）與河豚毒素（河豚毒）所進行的，前所未見的毒殺事件。

　　烏頭鹼與河豚毒素都屬於神經毒，能對位於神經細胞軸突的通道發揮作用，而且兩者的作用完全相反「一種是開啟通道，另一種是關閉通道」。

　　那麼同時服用會發生什麼事呢？副教授雖然查找了文獻，卻沒找到這樣的研究案例。

　　於是副教授自己使用小鼠進行實驗，並得到了不知該說是意外，還是符合預期的耐人尋味的結果。

　　從結論來說，兩種毒剛開始會彼此消滅，勝出的那種就會對樣本（被害者）發揮作為「毒」的作用。在毒素彼此消滅的這段期間，樣本可以若無其事地活動。互相消滅所需的時間取決於毒素的量。經過各種嘗試後發現，時間最長可達2小時。

　　這麼一來，神谷的不在場證明就無法成立，但神谷斷然否認。而既然神谷否認，就沒有直接的證據。雖然發現了將兩種相反的毒素混合也能殺人的圈套，而被害者的血液中也確實含有這兩種毒素，卻沒有任何神谷讓她服下毒藥的證據。畢竟也不能排除被害者為了自殺而在飛機上服毒的可能性。

　　官司一直打到最高法院，並於2002年有罪定讞（無期徒刑）。後來的2012年11月，神谷在否認犯罪的情況下，於大阪

的醫療監獄病死。死時73歲。最後誰也不知道真相。

　　但可以推測，他既然能夠看準烏頭鹼（烏頭毒）與河豚毒素（河豚毒）「一種開開啟通道，一種關閉通道」的相反作用，必定具備對毒物的豐富知識，並進行了許多實驗。

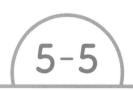

## 5-5

# 昆蟲的身體雖小，也不能輕視昆蟲之毒！

—— 不要觸碰是原則

　　昆蟲與哺乳動物不同，很多都具有毒素，譬如蜜蜂、蠍子、毒蛾等。當然，一隻昆蟲的毒量不大，但每單位體重的毒性強度卻非常猛烈。昆蟲可不容小覷。

## ● 黃蜂與毒蛾

　　黃蜂的性情兇猛，由於體型龐大，毒液量也多，被螫到可能會因休克而喪命。尤其如果引起**過敏性休克**，就會演變成嚴重的事件。

　　**蜂毒屬於胺基酸的衍生物**，主要成分為神經傳導物質血清素與局部荷爾蒙的組織胺等。雖然加熱煮成雜炊飯或浸泡在燒酎中就會變得無毒，但在進行拔除毒針等處理時最好小心。

　　毒蛾的毒存在於覆蓋體表的毒針毛。每隻毒蛾有50萬～600萬根，數量驚人。如果這種毒針毛沾附於衣服上，每次穿上都會擴大災情，因此似乎不得不丟棄。

　　但毒蛾的毒屬於蛋白質，加熱至50℃左右就會變性。因此只要用熱水洗滌或熨燙，毒性就會消失。作為一種生活智慧，最好

先記在腦海裡。

## ●蠍毒真的那麼強嗎？

蠍子可怕的身影在電影中也經常出現。看起來只要被螫一下就會喪命，但毒性其實沒有那麼猛烈。尤其是棲息在日本的蠍子，**毒性**並不強。

不過，全世界的蠍子有1000種以上，其中約有25種所具備的毒性足以將人毒倒。如果前往海外，尤其是蠍子可能出沒的地區必須注意。

**蝎毒屬於毒蛋白**，因此高溫或酒精就能使其變性。所以只要加熱或浸泡在酒裡就可能使其無毒化。

將蠍子以鹽水煮過再乾燥就是一種中藥，稱為全蠍，據說對於中風、神經麻痺和痙攣具有療效。

## ●不要徒手觸摸赤背寡婦蛛

最近赤背寡婦蛛等海外毒蜘蛛登陸日本並造成問題。**赤背寡婦蛛的毒屬於神經毒**，而且只有雌性有毒。澳洲有人的死亡案例，但日本尚未有死亡案例通報。性情基本上溫馴，如果不徒手去觸摸就不會被咬。

捕鳥蛛是一種光看就很可怕的超大型蜘蛛，但出乎意料的是這種蜘蛛並沒有那麼毒。油炸之後似乎很美味，當地人應該不會這麼害怕吧？

棲息於日本的在來種毒蜘蛛中，較為聞名的應該只有螯蛛吧？其中最具代表性的是日本紅螯蛛，日本國內的蜘蛛刺咬症，

幾乎都是由這種蜘蛛造成的。其毒性為神經毒，如果被刺到會劇烈痛苦好幾天，嚴重時甚至會留下好幾個禮拜的麻痺。雖然在日本沒有死亡案例，在海外卻有死亡案例的通報。

日本紅螯蛛會將芒草等禾本科植物的葉子如粽葉般捲起築巢，並在裡面產卵。據說被咬的人多半是因為不小心破壞其巢穴，導致被產卵前後脾氣暴躁的母蜘蛛咬傷。即使發現了也不要靠近，只要放著不管似乎就不會造成災害。

## ●蜈蚣有毒，蚰蜒無毒

蚰蜒的外表與蜈蚣相似。迅速蠕動前進的是蜈蚣，以長腳輕飄飄移動的是蚰蜒。蜈蚣有毒，**蚰蜒無毒。但不管是哪一種，被咬到都很痛，必須小心。**

蜈蚣屬於肉食性，會將活昆蟲等移動的獵物視為食物，似乎喜歡吃蟑螂、蜘蛛和蚯蚓等。蜈蚣的視力不好，無法用眼睛辨識食物，只懂得捕食移動的物體，因此據說有時甚至會吃掉自己的孩子。

# 第6章

## 化學物質的
## 毒性與藥性

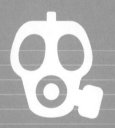

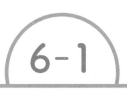

# 6-1

# 過去所不知道的
# 重金屬之毒

## —— 水銀、鎘、鉛

　　地球的自然界大約存在著90種元素，其中70種屬於金屬元素。而像鋁或鎂等，比重約小於4～5的稱為輕金屬，大於4～5的則稱為重金屬。

　　有些重金屬具有毒性，但發現金屬帶有毒性是相對最近的事情。長久以來，人類在處理重金屬時，都沒有注意到其毒性。

　　稀金屬元素（rare matels）與稀土元素（rare earth）直到最近才在人類的生活中登場。而這些全部都是金屬元素，而且是重金屬。現在都只關注其便利性及有益性，對於其危險性或許太過遲鈍。

## ●水銀中毒與「水俣病」

　　水銀是液體金屬，過去也作為溫度計存放於家庭當中。水銀燈當然使用水銀，而螢光燈中也含有水銀。以前小朋友受傷時使用的紅色消毒藥「紅藥水（紅汞）」也是水銀製劑。

　　水銀的有毒性直到1970年代才廣為人知，起因是在日本的熊本縣水俣市與新潟縣引起的公害「水俣病」。

水俣病的原因，是肥料工廠將廢液直接傾倒在河川及海裡，而廢液裡混合了作為合成反應催化劑使用的水銀。微生物攝取這些水銀，並將其轉化為甲基汞$CH_3$-Hg-X（X是氯Cl、溴Br等適當的鹵素）。甲基汞在水中的濃度雖低，但經過生物反覆濃縮，最後進入魚類體內端上餐桌時，濃度已經高達數十萬倍。

　　**水銀的毒性屬於神經毒**，會造成平衡感失調、口齒不清等廣泛症狀。毒性也會進入到胎兒身上，導致胎兒性水俁病。

　　此外，水銀分成有機水銀與無機水銀。引起水俁病的甲基汞屬於有機水銀，具有強烈的毒性。至於無機水銀的毒性則比有機水銀低，並且被使用於螢光燈、鈕扣電池等物品當中。但無機水銀也有毒，其中**昇汞**$HgCl_2$更是知名的劇毒。

　　甚至還有「水銀消滅都城」的傳說。關於這個傳說請看第6章的專欄（參閱第161頁）。

## ●鎘中毒造成的「痛痛病」

　　日本的富山縣神通川流域，從20世紀初就以怪病「痛痛病」而聞名。這是務農的中年婦女容易罹患的疾病，會導致骨頭變得脆弱，一不小心就會骨折，最後只能臥床不起。而且就連打個噴嚏都會造成骨折，只能不斷地說著「好痛、好痛」，非常地悲慘。

　　直到1970年代才終於查明原因。原來痛痛病是鎘造成的骨質疏鬆症。神通川上游的岐阜縣神岡礦山曾有鋅礦，而鎘就隨著鋅一起被開採出來。

　　到了現代，鎘成為重要的金屬，是核子反應爐的控制棒材料

與半導體原料，但鎘在當時卻沒有用途，因此是多餘的金屬，於是神岡礦山出產的鎘就被當成廢棄物排放到神通川當中。

這些鎘順流而下，到了接近平原的地方滲進耕地裡，被農作物吸收，對長期食用這些作物的農民造成災害。就如先前所介紹的，重金屬會累積在體內，因此受害者多半是長時間持續食用汙染作物的中年婦女。

## ●鉛中毒與短命的歌舞伎演員

鉛是製作銲料或釣魚用鉛錘等的重要原料，屬於神經毒性強烈的金屬。因此散彈槍的子彈與焊料等，都隨著時代的進展而朝著將鉛去除，也就是所謂「無鉛化」的方向邁進。至少在歐盟各國就禁止進口以鉛為焊料的電器產品。

鉛的化合物碳酸鉛$PbCO_3$，過去做為化妝品中的白粉使用，據說有些遊女與歌舞伎演員，就因為白粉而短命。

葡萄酒的酸味源自於酒石酸，如果與鉛化合，就會變成帶有甜味的酒石酸鉛。因此據說在從前的歐洲，曾有將碳酸鉛白粉撒在葡萄酒中飲用的習慣。

據說貝多芬（1770～1827）特別喜歡喝撒上白粉的葡萄酒，因此也有一說認為，貝多芬的重聽就是因為鉛中毒。

據說羅馬皇帝尼祿（37年～68年）也喜歡使用鉛鍋加熱葡萄酒後飲用。因此也有一說認為，年輕時聰明，對音樂與建築有深厚造詣的尼祿，之所以會做出如此暴虐的行為，也是受鉛中毒影響。

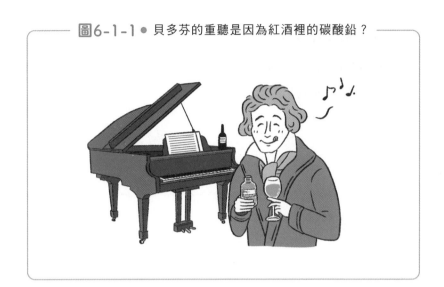

圖6-1-1 ● 貝多芬的重聽是因為紅酒裡的碳酸鉛？

## ●為什麼暗殺的主角從砷變成鉈？

金屬元素作為酵素的中心元素在體內大顯身手，因此生物體內所含的金屬元素雖然就重量來看並不多，卻扮演著重要的角色。反過來說，這也代表著只要稍微有點過多，就會導致身體狀況出現異常。

砷的毒性從以前就為人所知，尤其砒霜（正式名稱：三氧化二砷）$As_2O_3$作為暗殺用的毒藥，不管在東西方都非常聞名。

江戶時代的家族鬥爭或暗殺事件、歐洲文藝復興時期的暗殺事件，以及拿破崙（1769～1821）的暗殺說等，許多的暗殺事件都有砷的蹤影。

到了近代，砷的檢測技術進步，使用砷進行暗殺立刻就會被拆穿，於是砷被稱為「愚者之毒」，不再被用於暗殺了。取而代之登場的是1861年新發現的金屬元素鉈。

因為鉈而死亡的人很難斷定死因，據女性推理小說家阿嘉

莎‧克莉絲蒂（1890～1976）所說，醫師對於被鉈毒殺的人的看法，多到足以陳列在百貨公司裡。附帶一提，阿嘉莎有當過軍護的經驗，似乎對毒物相當清楚。

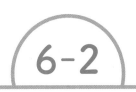

## 釙暗殺事件

### ── 放射性元素

**放射性物質**可說是人類在進入20世紀後所能取得的最強毒物。善用放射性物質可作為核能發電的能源，也能成為放射線治療的手段，可說是神的恩賜。然而一旦淪為惡用，就會成為可能導致人類滅亡的原子彈，搖身一變成為惡魔的使者。

而這樣的放射性物質，也能作為鎖定個人的「暗殺手段」使用。其代表性事件就是接下來要介紹的，使用「釙」的暗殺。

### ●涉及國家層級的暗殺事件

2006年11月，流亡俄羅斯人，前FSB（俄羅斯聯邦安全局）中校利特維年科（Alexander Litvinenko）在倫敦市中心大醫院的加護病房死亡。利特維年科幾天前與友人一起在倫敦的壽司吧用餐，回家後因身體突然不舒服而緊急住院。據說他在生前曾控訴自己「被下毒」。而後症狀急速惡化，12天後終究還是回天乏術。

他的症狀是反覆的劇烈嘔吐，並在短時間內掉髮、衰弱、陷入昏睡狀態，這些都是放射線障礙特有的症狀。經過檢查之後，

在他的尿液中檢驗出釙Po，由此可知他的死因是釙在體內釋放出放射線。

這起事件被視為涉及國家層級的暗殺。因為釙是一種特殊物質，雖然也存在於自然界，但數量極少，通常是為了進行研究而利用核子反應爐以人工方式製造。有人能夠以個人身分製造並攜出這種物質嗎？除了國家高層之外，應該沒有其他人做得到吧？如果為致死劑量的釙標價，其價格高達80億日圓，甚至出現「80億日圓殺一人」的說法。

直到2022年撰寫本書時，事件的真相仍埋在谷底。這是一場成功的暗殺嗎？或者真相終將大白，犯人總有一天會在眾人面前被揪出來呢？

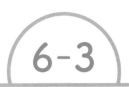

# 6-3

# 殺死1500億人
# 的毒物

—— 氰化物

　　說到推理劇與推理小說中登場的毒物，就是**氰酸鉀**（正式名稱：氰化鉀）KCN了。氰酸鉀雖然是劇毒，但在工業上也是重要的藥品。其最主要的特徵就是**氰酸鉀水溶液能夠融解貴金屬**，因此對於貴金屬電鍍工業而言不可或缺。

　　除此之外也使用於金礦。用法就是將含有黃金的礦石搗碎，浸泡在氰酸鉀水溶液裡。這麼一來就只有黃金溶出。接著將無法融解的礦渣丟棄，將溶液濃縮，經過化學處理，就能輕易且有效率地萃取出黃金。

　　不過在金礦現場實際使用的不是氰酸鉀，而是類似的藥品氰化鈉NaCN，據說光是在日本，每年的氰化鈉產量就高達3萬噸。氰化鈉的致死劑量0.2g，試著計算一下可以殺死多少人也是個樂趣（答案是1500億人）。

### ● 「帝銀事件」是什麼樣的事件呢？

　　二戰即將結束的1948年，東京的都市銀行帝國銀行（現在的三井住友銀行）在下午3點打烊之後，來了一名自稱東京都保健所

職員的男性。男性說明「附近爆發了痢疾的疫情，我拿預防藥過來」，接著又說「預防藥有兩劑，我先將第一劑滴進各位口中，請立刻吞下。接著我會將第二劑放進各位手上的杯子裡，當我放完所有人的藥劑後會給個信號，各位就配合信號一起吞下」。

行員們依序吞下滴進口中的藥品，沒有發生任何事情。接著所有人配合男人的信號，一起吞下杯子裡的藥品時，事件突然發生了。其中有幾人當場倒地身亡，另外幾人去廚房喝水後同樣倒地身亡。現場的16人當中，就有11人當場死亡。犯人則搶走現金與支票後逃走。後來十分聞名的「帝銀事件」就此揭開序幕。

## ●毒物不是氰酸鉀？

根據解剖屍體的醫師診斷，死因是「氰化物」。而說到氰化物，任何人都會想到氰酸鉀，但這起事件卻不像是由氰酸鉀造成的。因為服下致死劑量的氰酸鉀應該會當場死亡，沒有多餘的時間能夠走去廚房。

如果不是氰酸鉀，就是其他的有毒氰化物，當局便以此為方針開始尋找犯人。搜查當局想定的毒物是氰醇。氰醇與胃酸結合會產生氰化氫HCN，其反應較為緩慢，符合這次的犯行。

任何電鍍工廠都有氰酸鉀，而氰醇就屬於特殊物質。即使去大學的研究室尋找，都不一定能夠找到。

圖6-3-1 ● 氰酸鉀與氰醇的反應

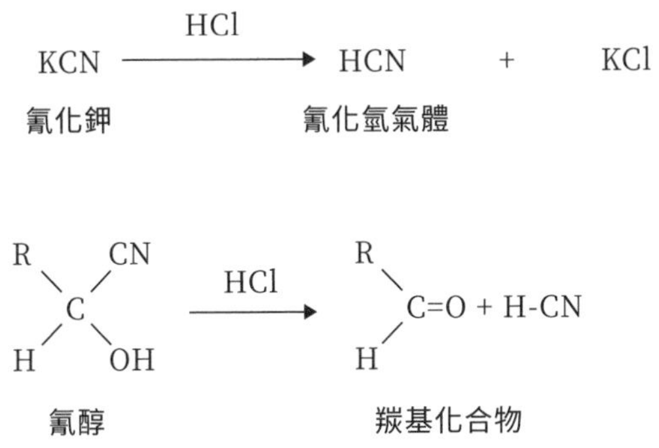

$$KCN \xrightarrow{HCl} HCN + KCl$$

氰化鉀　　　　　　氰化氫氣體

氰醇　　　　　　　　羰基化合物

## ●犯人是日本畫家？

經過搜查，浮現出一名嫌疑犯。這名男性隸屬於舊日本關東軍的731部隊。關東軍曾駐紮在中國的舊滿州，而731部隊就在那裡祕密研究化學武器、生物武器。如果曾待過這樣的部隊，就有可能握有氰化物毒物。警方士氣高昂。

但當時的GHQ（駐日盟軍）卻下達了關於這方面搜查的中止命令。因為這時爆發了韓戰，美軍想要731部隊製作的祕密研究資料。有一說認為，731部隊的相關人員，就拿這些資料交換不被逮捕的特權。

搜查並沒有到此結束，因為從別條線也找出了嫌疑犯。這名嫌疑犯名為平澤貞通，是有名的日本畫家。

平澤持續否認犯行。話說回來，日本畫家平澤該如何取得「特殊的氰化物」呢？

但平澤確實也有可疑之處。事件發生時，銀行被盜走了面額16萬日圓的支票，而事件發生後不久，平澤的帳戶就存入了8萬

第 6 章

化學物質的毒性與藥性

日圓。而且平澤在過去曾犯下多達4次的銀行詐騙事件。平澤被問及這些事件，最後供出自己的犯行。

審判以自供為基礎展開。但平澤在這之後依然矢口否認犯罪。儘管他否認，當時在舊刑事訴訟法的支配下，曾有「自白是證據的女王」的說法，最後平澤依然遭最高法院判決死刑定讞。

後來平澤持續提出重審的申請。除非有特殊狀況，否則在申請重審的期間，死刑並不會執行，而且也能成為恩赦、特赦的對象。

最後平澤在1987年，死刑定讞的32年後，因肺炎而死於八王子的醫療監獄，死時95歲。這是在擔憂事態的國際特赦組織勸告日本政府「應該釋放平澤」的隔月。

事件依然深陷五里霧中。這說不定是日本近代判決史上最嚴重的冤獄。

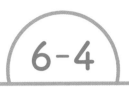

# 6-4

# 農藥也
# 直接影響人類社會

## ——化學產業與突飛猛進的農業

　　現代的農業與過去融入自然的農業不同，堪稱「以植物為原料的化學產業」。換句話說就是給予作物化學肥料作為養分、以殺蟲劑排除害蟲、以殺菌劑預防作物生病、以除草劑排除惱人的雜草，並且以「收穫後處理農藥」保護收成物……所有的步驟都在化學物質的支援之下才得以成立。

　　接著就來看這些農藥的毒性。

### ●殺蟲劑——也會危害人類與蜜蜂

　　以前的稻田，只要敲打收成期的稻子，就會有幾百隻蝗蟲振翅飛舞，但最近的日本，蝗蟲甚至被視為瀕臨滅絕的物種。先不論這個現象的好壞，會有這樣的現象，全部都是殺蟲劑的關係。大型鳥類朱鷺與東方白鸛，也因為吃了被殺蟲劑殺死的昆蟲及小魚而幾乎絕跡。現在日本的大型鳥類由烏鴉稱霸。

　　半世紀前，提到殺蟲劑就是 **DDT**（$C_{14}H_9Cl_5$，半數致死劑量 $LD_{50}$：113 mg/kg），以及在1825年由知名電化學家麥可‧法拉第合成出來的 **BHC**（$C_6H_6Cl_6$）等 **有機氯化物**。而從化學式來

看，無論是DDT還是BHC都含有氯Cl。

圖6-4-1 ● DDT與BHC的化學式

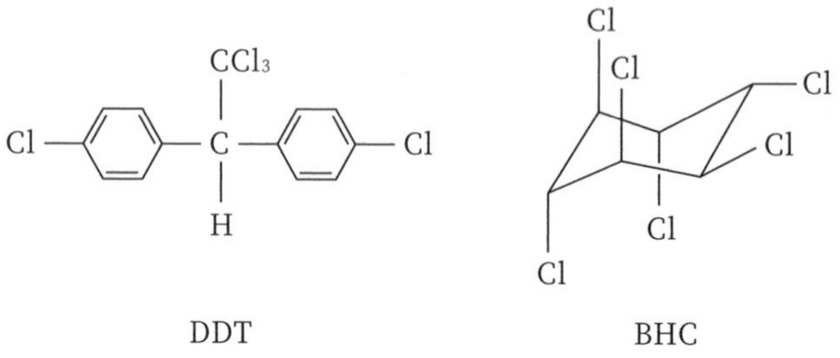

DDT　　　　　　　　　　　　BHC

但後來發現，**有機氯化物不只對昆蟲有毒性，對人體也有強烈的毒性**。而且DDT與BHC穩定不易破壞，能夠長期留在環境當中，接著被生物濃縮後再回到人類身上。雖然只有微量，但據說直到今天都還能從母乳中檢測出DDT。

取而代之登場的是**有機磷化物殺蟲劑**。這種殺蟲劑能夠阻礙動物的神經傳導。從神經細胞軸突末端釋放出來，與樹突結合的乙醯膽鹼等神經傳導物質，在正常情況下應該會立刻被膽鹼酯酶等酵素分解、去除。但磷化物殺蟲劑卻會妨礙這種酵素的運作。因此神經傳導受到妨礙的動物就會死亡。

這樣的殺蟲劑已經開發出許多種類，包括巴拉松、速滅松、馬拉松、達馬松、二氯松等，也實際運用在農業中。其毒性也透過中國產的冷凍餃子中混入了達馬松、二氯松等的事件而廣為人知。

圖6-4-2 ● 作為殺蟲劑開發的各種產品的化學式

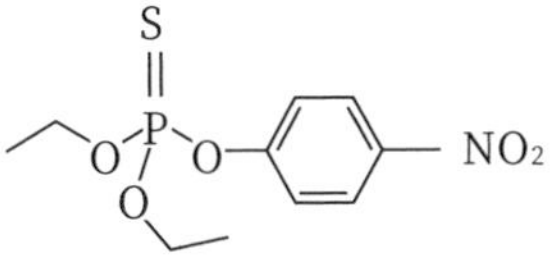

巴拉松

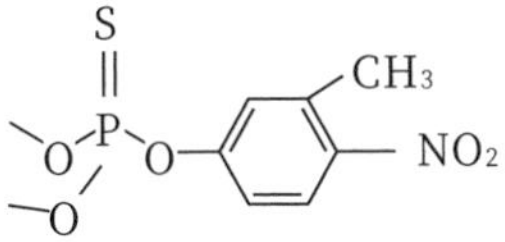

速滅松

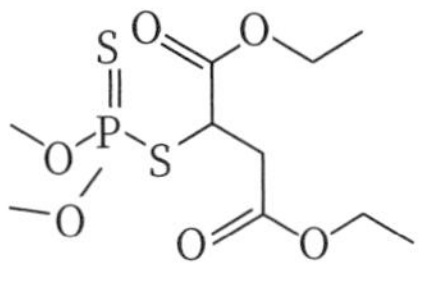

馬拉松

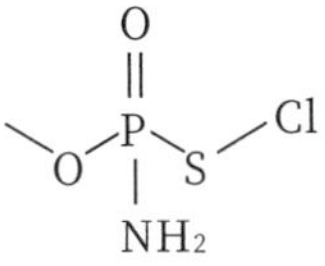

達馬松

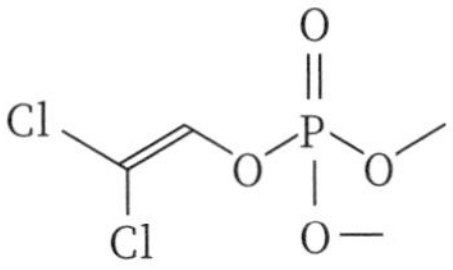

二氯松

現在熱議的益達胺、亞滅培等，一般稱為**類尼古丁殺蟲劑**。**其分子結構類似尼古丁（香菸的成分），因此而得名，屬於一種神經毒**。這種成分能夠與神經細胞中結合神經傳導物質的受體結合，使神經保持亢奮。

圖6-4-3 ● 類尼古丁農藥的化學式

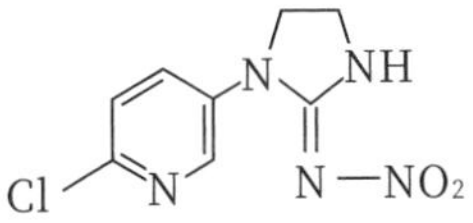

益達胺

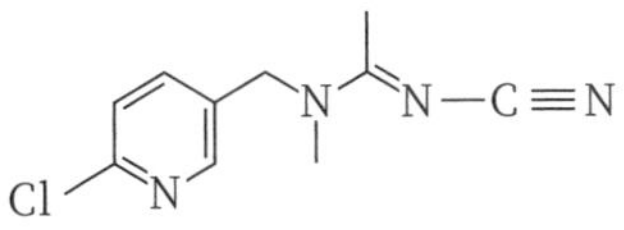

亞滅培

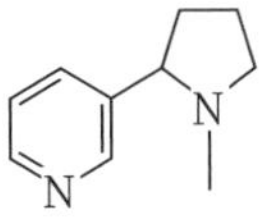

尼古丁

類尼古丁殺蟲劑優先作用於昆蟲，不會對人類產生作用。但近年來**蜜蜂減少成為世界性的問題**，學者指出這可能是因為類尼

古丁殺蟲劑「<u>擾亂了蜜蜂歸巢的本能</u>」。蜜蜂不只製造蜂蜜，也是溫室農業植物授粉的重要手段。

　　蜜蜂減少是事實，但原因尚未查明。真的是類尼古丁殺蟲劑造成的嗎？真正的原因尚等待釐清。

## ●殺菌劑──小心氣化！

　　作為農藥使用的殺菌劑有許多種類，以毒性強烈而聞名的是土壤殺菌劑氯化苦。氯化苦在常溫下屬於液體，但因為揮發性高，容易氣化成為氣體。使用時必須以特別的器具打入土壤中，再蓋上黑色塑膠布使其在土壤中揮發。

───── 圖6-4-4 ● 容易氣化的氯化苦化學式 ─────

$$Cl_3C — NO_2$$
氯化苦

　　氯化苦的毒性強烈，在第二次世界大戰中甚至作為毒氣使用，就和光氣一樣，因此也以事故及自殺的死者眾多而聞名。

　　過去曾發生過使用氯化苦自殺的人被送到醫院時，因為在醫院嘔吐，導致氣化的氯化苦進入醫院的空調設備，波及許多醫療從業人員及住院患者的事件。原因是搬送患者的急救員沒有把患者服下的農藥空瓶拿給醫師看，導致醫師無法採取對策。從這起事件也能知道急救員與急診醫療相關人員有多麼辛苦。

## ●除草劑──甚至在一年內就導致超過1000人死亡

除草劑顧名思義，就是根除妨礙作物生長的雜草的藥劑。如果各位以為這是用來消滅植物的藥劑，對動物及人類不會產生影響，那就大錯特錯了。

2,4-D是從以前就很有名的除草劑。這是美軍在越戰時用來採取「枯葉作戰」而在越南叢林中大量噴灑的物質，目的是使叢林枯萎。據說因這種除草劑之故，當地誕生了許多障礙兒，原因是2,4-D當中含有雜質戴奧辛。而戴奧辛的毒性也因此而受到關注。

知名的劇毒除草劑還有巴拉刈。而巴拉刈也會被皮膚吸收，曾發生過農民為了噴灑而調製巴拉刈水溶液時，不小心從臀部跌入裝有水溶液的臉盆裡而喪命的事件。光是1985年這1年內，就有1021人因事故或事件而死亡。

圖6-4-5 ● 毒性強烈的除草劑化學式

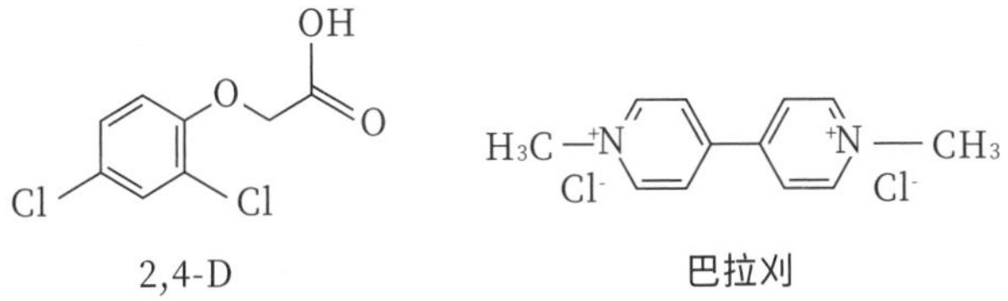

新型除草劑年年春會使所有植物枯萎，因此廠商透過基因改造開發出能夠抵抗年年春的作物，採取將其種子與除草劑一起販賣的經營戰略，但麻煩的是最近也出現能夠抵抗年年春的雜草。這就和出現對抗生物質產生耐藥性的細菌一樣，是個如同打地鼠

的問題。

## 毒與藥之窗

# 巴拉刈連續毒殺事件

　　1985年4月30日至11月17日之間，發生了有人將劇毒農藥巴拉刈摻進飲料裡，並刻意擺放在日本各地的自動販賣機附近或取出口的事件，導致第三者誤以為這些是「忘了拿走的商品」而喝下，並因此喪命。在這半年多的期間，至少有13人被懷疑是因這起事件而死亡。

　　當時的監視攝影機還很少，物證也幾乎不存在，因此無法鎖定犯人，案情陷入膠著。因此就連這一連串的事件是否為同一人的犯行都不清楚。

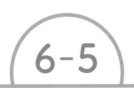

## 爲什麼會使用毒氣

—— 化學武器之毒

　　戰爭簡單來說就是互相廝殺。使用傳統的刀劍互砍是一對一作戰，如果使用填入火藥的大砲，則變成一對一百。但最有效率的殺人方法則是使用「毒氣」。

　　只要讓毒氣隨風飄入敵人陣地，就能輕輕鬆鬆殺死成千上萬名士兵。因此化學武器通常都使用氣體，或是揮發性高的液體。

### ●化學武器登場

　　據說人類最早的化學武器，是古希臘使用的，燃燒硫磺產生的氣體。其所產生的二氧化硫氣體$SO_2$，如果附著在眼鼻的黏膜上就會變成強酸亞硫酸$H_2SO_3$，導致眼睛睜不開，而如果吸進肺裡，就會引起肺水腫而致死。

　　而現代的化學武器，則以德軍在第一次世界大戰的1915年4月，對比利時伊普爾使用的氯氣$Cl_2$而聞名。因為使用這種氣體，導致5000名協約國士兵在一天之內戰死（而後立刻用防毒面具抵抗）。氯氣與水結合會變成強酸氯化氫HCl，和二氧化硫一樣會引起肺水腫。

157

指揮氯氣使用的是弗里茨·哈伯（1868 ～1934），他是開發出能夠使用空氣中的氮合成氨的哈伯－博世法的其中一人。他因為氨的合成，帶給人類的糧食問題莫大貢獻，卻也為戰爭帶來影響。

同樣是在第一次世界大戰，這次換成由法軍使用比氯氣更毒的光氣$COCl_2$報復德軍（1916年2月）。光氣也是會引起肺水腫的毒物，因納粹在第二次世界大戰中用來在奧斯維辛集中營進行大屠殺而聞名。

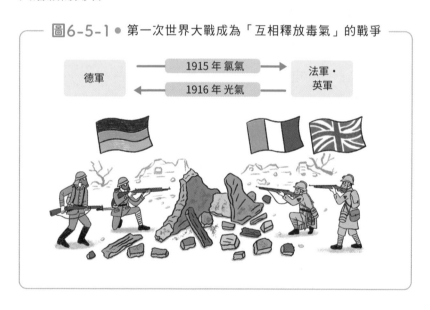

圖6-5-1 ● 第一次世界大戰成為「互相釋放毒氣」的戰爭

德軍 ← 1915 年 氯氣 → 法軍·英軍
德軍 ← 1916 年 光氣 法軍·英軍

不過，**氯氣與光氣也是化學產業的重要原料**。換句話說，這些毒氣原本並非作為化學武器開發，可說是工業原料的濫用。

知名的毒氣還有德軍於1917年在比利時伊普爾（Ypres）使用的氣體，因此這種氣體就名為「yperite」，不過，由於其氣味類似洋芥末，所以又被稱為芥子氣（mustard gas）。芥子氣屬

於糜爛性毒氣，光是附著於皮膚就會導致患部潰爛，容易由此感染其他其病，治療期間也很長。

不過就如同後面的章節也會介紹的，這種氣體出現了作為癌症治療藥的新用途，這在當時想必誰也料不到。

換句話說，毒也可以變成藥，端看誰來用，怎麼用。

## ●軍部將過於危險的農藥當成化學武器

最新的化學武器是在開發殺蟲劑的途中發現的，而且幾乎都是劇毒。在上一節的「農藥」也說明過，含有磷P的「有機磷化物」取代危險的「氯化物殺蟲劑」登場，而這種農藥會阻礙動物的神經傳導系統。

但開發的殺蟲劑當中，有些其實毒性太過強烈，對人類也會造成危險，無法作為農藥使用。注意到這些殺蟲劑的就是軍部。他們針對這些殺蟲劑進行強化毒性的研究，而開發出來的就是化學武器沙林、VX、索曼、太奔等。

這些毒物都是含有P=O鍵（磷P與氧O的雙鍵結合）的有機磷化物。沙林與VX因使用於奧姆真理教引發的毒物恐怖攻擊事件而聞名。

## 圖6-5-2 ● 從劇毒農藥中開發的沙林等毒物的化學式

$$CH_3 - \overset{\overset{\displaystyle O}{\|}}{\underset{\underset{\displaystyle OCH(CH_3)_2}{|}}{P}} - F$$

$$CH_3 - \overset{\overset{\displaystyle O}{\|}}{\underset{\underset{\underset{\displaystyle CH_2CH_3}{|}}{O}}{P}} - S - CH_2 - CH_2 - N \overset{\displaystyle CH(CH_3)_2}{\underset{\displaystyle CH(CH_3)_2}{}}$$

沙林 VX

$$CH_3 - \overset{\overset{\displaystyle O}{\|}}{\underset{\underset{\underset{\displaystyle CH_3}{|}}{OCHC(CH_3)_3}}{P}} - F$$

$$CH_3 - CH_2 - O - \overset{\overset{\displaystyle O}{\|}}{\underset{\underset{\displaystyle N}{|}}{P}} - C \equiv N$$
$$\underset{CH_3 \quad CH_3}{}$$

索曼 太奔

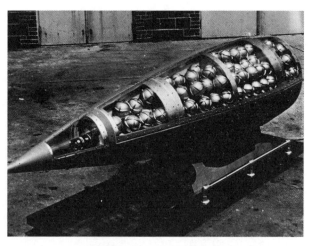

在子彈中填充沙林的美軍集束炸彈

160

# 爲什麼平成京80年就消失？

奈良大佛是青銅製成的，其顏色到了現在變成巧克力色，但在建造當初卻閃爍著燦爛的金色光芒，因為外層鍍上了黃金。

鍍金的方法不是只有電鍍，當時使用的是汞齊鍍。方法是將黃金加入水銀當中，黃金就會在裡面融解，變成泥狀的金汞齊合金（黃金與水銀）。

接著將合金塗滿大佛全身，而後從大佛內部加熱到水銀的沸點使其揮發，這麼一來表面就只剩下黃金，而黃金也就鍍到大佛身上。據說為了將大佛鍍上黃金，使用了9噸的金（2020年的價值約600億日圓）與50噸的水銀。

**建造大佛使用的大量水銀汙染了平城京？**

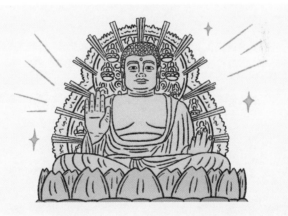

問題就出在蒸發的水銀去了哪裡。毒性強烈的水銀蒸氣，應該就被封在奈良盆地，不要說大氣了，就連大地甚至地下水都遭到汙染，整座平城京想必充滿了水銀吧？

模仿中國長安建造的巨大都城平城京只存在短短80年，

而後就遷都到長岡京（京都），據說理由之一就是「水銀公害」。

東大寺在每年三月都會舉行二月堂的取水（修二會）儀式。這是等待從若狹國（現在的福井縣）汲取的新鮮清水送到二月堂前的若狹水井，並將這些水供奉於佛前的儀式。這時僧侶所進行的儀式稱為「達陀之業」，以前稱為「脫丹之業」，丹指的是硫化汞。換句話說，也有一說認為，這個儀式的意義是「祈求都城擺脫水銀公害」。

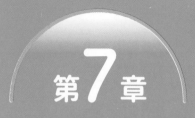

第7章

迷幻藥與興奮劑
的毒性

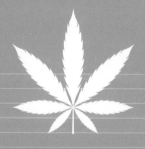

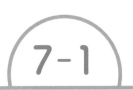

# 7-1

## 毒品如何影響腦神經細胞？

### ——抗藥性與戒斷症狀

　　迷幻藥、興奮劑、大麻、危險藥物……演藝圈有關的名人頻頻遭警方逮捕，讓人忍不住覺得又來了，而最近藥物濫用的問題，甚至擴及國高中生。

　　迷幻藥、興奮劑、大麻、古柯鹼、危險藥物……雖然這些藥物的名稱及種類不同，但對人類造成的影響終究是一樣的，因此本書將這些藥物統稱為「**毒品**」。

　　**毒品是對腦部與神經細胞作用的化學物質，可視為一種神經毒**。

　　很多物質都能對大腦與神經細胞產生作用。用於治療憂鬱症等的精神病藥物也屬於這種物質。但接下來將介紹的「毒品」，最大特徵就是抗藥性與戒斷症狀。

　　**抗藥性指的是為了獲得快感，必須不斷增加迷幻藥劑量的性質**。

　　**至於戒斷症狀則是停藥時所產生的痛苦**。

　　前面提到，「毒品是對腦部與神經細胞作用的化學物質，屬於一種神經毒」。而腦就是**神經細胞的集合體**，所以不難想像毒

品會帶給腦部相當大的影響。

　　據說構成腦部的神經細胞有1000億～1500億個，大腦約140億個，小腦約1000億個。小腦的細胞數量壓倒性地多，因為<u>小腦與動物的生命活動直接相關</u>。

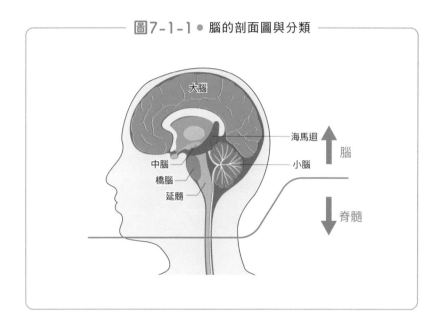

圖7-1-1 ● 腦的剖面圖與分類

大腦

海馬迴

中腦
橋腦
延髓

小腦

腦

脊髓

## ●多巴胺如何對腦的神經細胞作用？

　　正常狀態下，對腦神經細胞作用的神經傳導物質主要是<u>多巴胺</u>。多巴胺與運動調節、荷爾蒙調節、快樂的情緒、慾望、學習等有關，多巴胺分泌異常將引發帕金森氏症。除此之外，現在也知道<u>多巴胺會受到毒品嚴重影響</u>。

　　多巴胺透過下列方式在腦內傳遞訊息。

　　①感覺器官送出的「訊息A」來到軸突末端，多巴胺從突觸間隙釋放出來。

②多巴胺與位於下一條神經細胞樹突的多巴胺受體結合。

③於是神經細胞就會因興奮而產生新的「訊號B」，在神經細胞內朝著軸突末端前進。

④原本與受體結合的多巴胺離開受體，從軸突末端稱為多巴胺轉運體的部分被原本的軸突末端吸收，並在那裡待命，等待下一波釋放的訊號到來。

圖7-1-2 ● 多巴胺的腦內神經傳導

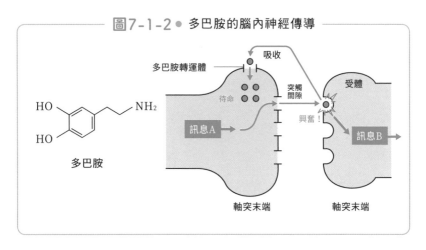

以上就是多巴胺的訊息傳遞。一般來說，訊息就此就傳遞完畢。腦的亢奮只是暫時的，結束後就恢復原本平靜的狀態。

### ●毒品釋放出多巴胺，也會導致異常亢奮與幻覺

但如果吸食毒品，狀況就不同了。毒品本身會通過多巴胺轉運體進入軸突末端，強迫在此待命的多巴胺朝突觸釋放。

結果發生什麼事呢？與多巴胺受體結合的多巴胺數量增加，③的訊號B過度增強，因此腦就會異常地強烈亢奮。這就是吸毒時的腦部狀態。

不僅如此，如果釋放出的多巴胺數量過多，就會因受體飽和而出現無法與受體結合的腦內游離多巴胺。

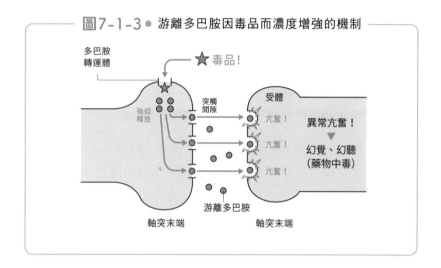

　　**圖7-1-3●游離多巴胺因毒品而濃度增強的機制**

　　游離多巴胺的濃度增加，就會導致情緒變得亢奮，出現思覺失調症常見的緊張、亢奮與攻擊性。如果狀態更加嚴重，則會出現幻覺、幻聽與奇妙的思考習慣等藥物中毒特有的症狀。

　　像這種因大量釋放多巴胺而導致的腦部異常亢奮，每當吸食毒品時就會發生。這麼一來多巴胺轉運體的個數就會減少，**而據說這就是毒癮的根本原因**。

● **抗藥性與戒斷症狀的反覆**

　　一般來說，吸食毒品時的症狀以各種形式呈現，主要可分成以下3大類。

　　①吸食後幾小時內出現症狀

　　②吸食的毒品總量超過閾值後才出現症狀

③攝取量隨著吸食次數而增加（抗藥性），一旦停止吸食就會出現戒斷症狀

毒癮者特有症狀是③。一旦開始吸毒，就無法輕易擺脫了。剛開始吸食時，疲勞感會消失，並嘗到欣快（Euphoria：非常強烈的幸福感）的滋味，湧現對將來希望。但這樣的欣快感終究只是幻想，藥效過後就會消失。

於是為了彌補欣快感的喪失，又再度把手伸向毒品。反覆幾次之後，獲得欣快感所需的劑量就逐漸增強（**抗藥性**）。

如果後來因為罪惡感或經濟因素而無法繼續吸食毒品，就會出現劇烈的**戒斷症狀**，因此無法擺脫毒品（戒毒），並隨著這個過程的反覆而陷入最糟的狀態，這就是「毒品的危害」。

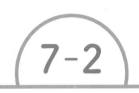

# 7-2

## 迷幻藥的毒性？

### —— 幸福感與破滅

　　對腦部造成的傷害與「抗藥性」及「戒斷症狀」同時出現的物質，大致可分為「迷幻藥」與「興奮劑」這兩種。話雖如此，這兩種物質不一定是以化學方法區分，因此很難說這兩者有明確的分別。

　　一般來說，不會刻意去區別迷幻藥與興奮劑，而是將兩者統稱為「毒品」比較符合實情，但本書還是根據「迷幻藥」與「興奮劑」的區別來進行介紹。

### ●迷幻藥與興奮劑的差別是什麼？

　　迷幻藥指的是吸食之後會進入恍惚狀態，無法區別現實與夢境的物質。

　　至於興奮劑則與迷幻藥相反，能使頭腦清晰，不僅能夠忘記疲勞感，就連恐懼感也會消失。因此至少在第二次世界大戰後，曾有一段時間許多國家都會發給上戰場的士兵興奮劑。

　　以上就是迷幻藥與興奮劑的差別，但日本卻採取奇怪的垂直區分法，以鴉片取締法取締鴉片，以迷幻藥取締法取締大麻、

精神藥物、LSD，以興奮劑取締法取締安非他命及甲基安非他命等。

因此本書將

①鴉片歸類為迷幻藥。

②安非他命及甲基安非他命歸類為興奮劑。

③大麻、危險藥物等歸類為「其他」。

## ●「惡魔的女王・海洛因」從鴉片中誕生

鴉片是自古以來就為人所知的毒品。據說美索不達米亞平原從西元前3400年左右就已經開始栽種。西元前1500年左右，埃及的莎草紙上就已經有關於將鴉片當成止痛劑等使用的記載。

鴉片大約在西元6世紀傳入中國，當時主要作為麻醉劑、止痛劑使用，但後來鴉片的迷幻效果舉國蔓延，並因此出現弊病。然而，與清朝中國有邦交的英國，從中國進口大量的絲絹與紅茶等商品，而代價就是傾銷殖民地印度栽培的鴉片。

中國對此反彈，爆發了鴉片戰爭（1840～1842）。但戰爭的勝負與正義無關，中國敗北，國家一蹶不振，經歷了多場內亂，在迂迴曲折之下走到今天。這就是迷幻藥造成國家危機的例子。

鴉片是迷幻藥、興奮劑的原點。鴉片是從罌粟果實中萃取的物質。園藝植物麗春花就屬於罌粟的一種，花朵相當美麗，而花謝之後就會長出碩大的果實。

尚未成熟的罌粟果實如果受傷會滲出樹液，將其濃縮乾燥凝固（稱為濃縮乾固），就會形成茶褐色的樹脂狀物質。這就稱為生鴉片。

生鴉片中含有許多雜質，水煮後只有重要成分融解於水中，再將水進行濃縮乾固，所得到的物質就是**鴉片**。鴉片的化學成分稱為類鴉片（opioid），是許多成分的混合物，主要成分包括嗎啡、可待因、蒂巴因等。

將嗎啡與無水醋酸作用就會變成**海洛因**。海洛因的迷幻效果非常強，因此被稱為「迷幻藥女王」。

海洛因的止痛效果也很好，是嗎啡的好幾倍。但將嗎啡當成止痛劑使用不會出現依賴性，而海洛因會，因此海洛因無法作為止痛劑。海洛因會把人變成廢物，可說是不折不扣的「惡魔的女王」。

將鴉片點火使其冒煙，如吸菸一般嗅聞或吸食其氣味，就能獲得暫時性的幸福感。但吸食次數一多，想要獲得一開始的幸福感就必須逐漸加重劑量，最後如果沒有鴉片，就無法進行正常判斷，同時肝臟等內臟也會出現傷害。

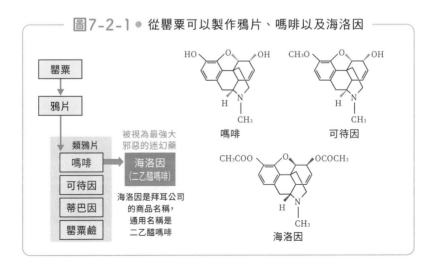

圖7-2-1 ● 從罌粟可以製作鴉片、嗎啡以及海洛因

但如果想要戒除，會出現嚴重的戒斷症狀，很難靠自己的力量戒掉，只能愈陷愈深，最後成為廢人。

## ●類似興奮劑的古柯鹼

古柯鹼是古柯木所含的生物鹼，作用於中樞神經，具有振奮精神的功效，有時也會作為局部麻醉藥使用。

吸食古柯鹼能夠獲得快感，暫時變得神清氣爽，其作用與興奮劑（安非他命類：參閱下一節）類似。古柯鹼屬於依賴性極高的品，但據說主要是精神依賴，身體的依賴性不高。

至於能夠如吸菸般吸食的古柯鹼塊。一般則被稱為「快客古柯鹼」。

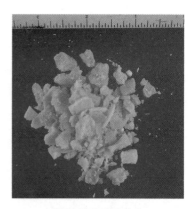

外觀類似塑膠碎片的
快客古柯鹼

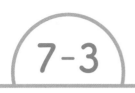

# 7-3

## 興奮劑的毒性

### ——「興奮」的錯覺

　　興奮劑的初期效果與迷幻藥完全相反。吸食興奮劑能夠趕跑睡意，覺得頭腦變得清晰，工作也似乎更加順利，能使頭腦感到「興奮」，因此而得名。

　　但這只不過是錯覺，實際上與迷幻藥（參閱上一節）造成的朦朧狀態沒有太大的差異，而且抗藥性、依賴性也與迷幻藥一樣。因此使用者最後將產生人格障礙，同樣會變成廢人。

### ●日本人開發的「興奮劑」

　　興奮劑主要有甲基安非他命及安非他命。

　　興奮劑的開發者是日本人。明治時代，被稱為日本藥學之父的長井長義（1845～1929：參閱第14頁），在德國研究中藥使用的植物麻黃，並於1885年分離出麻黃鹼這種物質。麻黃鹼對於氣喘有療效，因此開始以化學方式合成，在開發途中的1893年所合成出來的物質就是**甲基安非他命**。不過，羅馬尼亞的化學家也早在1887年成功合成出類似甲基安非他命的**安非他命**。

圖7-3-1 ● 從麻黃鹼開發出興奮劑

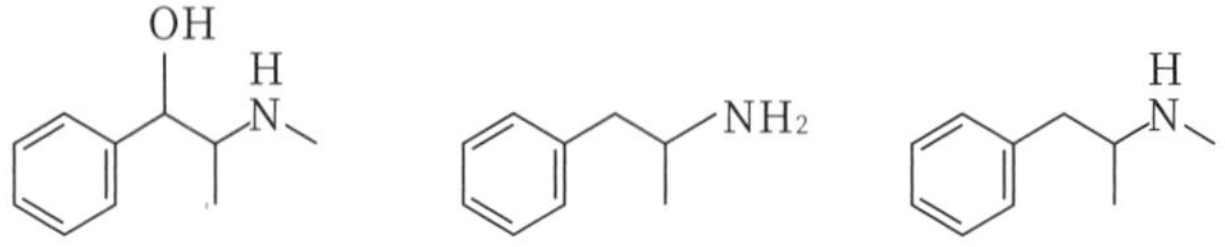

麻黃鹼　　　　　安非他命　　　　甲基安非他命

　　臨床實驗發現，甲基安非他命及安非他命的效果與安眠藥相反，換句話說就是能夠趕跑睡意，（自己覺得）使意識清醒。

　　吸食興奮劑還有另一個效果，那就是吸食者會振奮精神，忘卻恐懼。因此軍隊會讓趕赴前線的士兵吸食興奮劑。不只日本，軸心國的德國與義大利，也在第二次世界大戰中做同樣的事情。

　　據說在第二次世界大戰結束的20年後，美軍也在越戰時（1960～1975）採取同樣的方法。

　　大日本製藥在1943年以「疲勞崩（philopon）」的名稱在市面上販賣甲基安非他命，有一說認為這個名稱來自「瓦解疲勞」，但其名稱其實來自希臘語「philoponos」，意思是「熱愛勞動」。

　　疲勞崩在當時並沒有像興奮劑一樣給人負面的印象，許多各行各業的「拚命三郎」，譬如勞工、經營者、考生等都會使用。

　　但其結果不言自明。疲勞感將會逐漸累積，戒斷症狀出現，最後連肝臟等內臟都會受損，造成了許多人犧牲。據說日本的中毒人數多達50萬人。

## ●咖啡因是「食品＋醫藥品」，過度攝取也有危險性

咖啡因廣泛存在於咖啡、綠茶、紅茶、烏龍茶、可可、可樂、巧克力等食品當中，可說是全世界使用範圍最廣的精神刺激藥。

咖啡因也使用於綜合感冒藥及止痛藥等醫藥品。雖然具有暫時抑制頭痛的作用，但常用反而容易引起頭痛。咖啡因之所以能夠抑制頭痛，是因為具有收縮腦血管的作用，但隨著時間經過，血管收縮作用消失後，就可能因為血管反彈性擴張而產生頭痛。

咖啡因除了透過食品攝取之外，也存在於醫藥品內，如果在服藥時也從食物中攝取，就有可能造成攝取過量，必須小心。藥物導致失眠最常見的原因就是咖啡因。

咖啡因的半數致死劑量（$LD_{50}$）約200mg／kg，若是一般成人（體重60kg的情況），攝取超過10～12g就會有危險。1杯咖啡的咖啡因約60mg，紅茶約30mg。

咖啡攝取過量會引起咖啡因中毒，雖然極為罕見，但也出現過死亡案例。

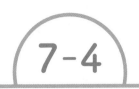

# 大麻、LSD、危險藥物

## —— 超越迷幻藥的危險度

即使有關當局取締，依然阻止不了毒品蔓延。大麻以及危險藥物，或是被稱為LSD、快樂丸等的合成化學物質已經成為社為問題。

## ●大麻和迷幻藥一樣

大麻也被稱為麻，屬於植物纖維的原料，從古代持續栽培至今，是一種重要的栽培植物。從伊勢神宮的神札被稱為大麻這點也能一窺大麻的重要性。

但據說栽培麻的農民在進入麻田時，會呈現「麻醉」這種特殊的精神狀態。由此可知，麻的成分當中，含有對人類的腦與神經產生作用的物質。

將麻葉及花冠乾燥或樹脂化、液體化之後，就會得到大麻（marijuana）這種物質，其主要成份是四氫大麻酚THC。

**大麻具有興奮作用，如果攝取大麻，會呈現精神亢奮的異常狀態。**但大麻的危害比香菸輕微、從以前就作為醫藥品使用、有些國家允許吸食等，問題相當複雜。

不過大麻具有依賴性，確實會因為最後無法擺脫，而導致精神、肉體變得不健康。換句話說，吸食大麻之後，終究得面臨與到前面介紹過的，吸食迷幻藥與興奮劑同樣的下場。但現在也已經知道，從大麻入門的吸食者，也有很高的機率墮落到吸食迷幻藥與興奮劑。擁有絕對不能去碰大麻的堅強意志力是一件重要的事情。

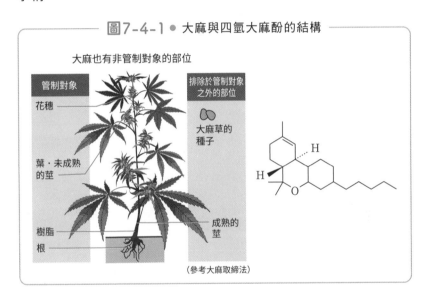

圖7-4-1 ● 大麻與四氫大麻酚的結構

大麻也有非管制對象的部位

管制對象
花穗
葉・未成熟的莖
樹脂
根

排除於管制對象之外的部位
大麻草的種子
成熟的莖

（參考大麻取締法）

## ●引起幻覺的LSD

　　LSD是其化學名稱麥角酸醯二乙酸的德語（lysergic acid diethylamide）縮寫，從引起幻覺而聞名的**麥角菌**研究中誕生。

　　麥角菌是附著於麥類的細菌，食用感染這種細菌的麥子不僅會出現幻覺，身上也會出現水泡，而且還會因血管收縮而使手腳感覺到如火燒般的劇痛。中世紀歐洲非常懼怕這種疾病，稱之為「聖安東尼的業火」，形容其痛苦彷彿就像惡魔威脅聖安東尼拋

棄信仰時的拷問。此外也有一說認為，因女巫審判而聞名的「女巫」，說不定其實是罹患麥角菌中毒的女性。

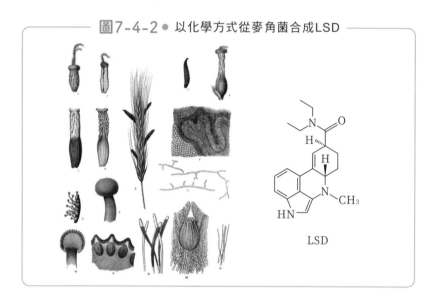

圖7-4-2 ● 以化學方式從麥角菌合成LSD

LSD

1938年，試圖以化學方式合成麥角菌產生的毒素麥角生物鹼時，偶然合成出了LSD。

**LSD的特徵是幻覺。**據說攝取LSD後，眼前景象的形狀就會崩解，顏色變成紅、藍、黃、綠等原色，呈現前所未見的奇幻風貌。

這種景象的出現，吸引了在當時疲軟經濟下失去希望的年經人、因其反彈而投身於世界和平運動的年經人等。這些年輕人團體，在當時也被稱為嬉皮。

但LSD的危險性隨著研究進展而逐漸變得明確。簡單來說，LSD也和其他迷幻藥及興奮劑一樣，具有抗藥性及依賴性。

## ●MDMA、快樂丸

MDMA（亞甲二氧甲基苯丙胺）是化學結構與安非他命（參閱173頁）類似的化合物。據說具有共感作用，也被稱為「愛之藥」等，被歸類為幻覺劑。有一說認為MDMA對於創傷後壓力症候群（PTSD）有療效，但幾乎所有的國家都未批准將其用於醫療，頂多停留在允許研究用的例外。

MDMA俗稱「快樂丸」或「搖頭丸」，但私下販賣的快樂丸純度不一，有時甚至完全不含MDMA。其劑量與成分都不明，過度攝取具有極高的危險性。

有些人在攝取之後因整夜跳舞沒有休息而高溫脫水死亡，反之也有人為了解決這個狀態而攝取過多水分，導致稀釋性低血鈉症而死亡。

## ●為什麼危險藥物比興奮劑更可怕

所有迷幻藥都是結構式明確的化學物質。這些分子有明確的化學合成方式，只要是受過訓練的化學家就能合成，也能輕易改變部份的分子結構。

假設取締者將分子A指定為興奮劑。那麼將分子A的部分化學結構進行微調的分子A'屬於取締對象嗎？像A'這樣的物質，就稱為危險藥物。

化學物質結構即使只改變一小部分，也會變成別的物質。舉例來說，乙醇$CH_3CH_2OH$與甲醇$CH_3OH$是非常相似的分子，但飲用乙醇能得到舒適的微醺感，飲用甲醇卻會致命。

危險藥物A'也一樣。由於結構與A相似，或許也具有麻醉作

用或亢奮作用，但說不定具有遠比Ａ還要可怕的毒性。暗地製作這些藥物的組織，不可能花好幾年的時間透過臨床實驗仔細調查藥劑的危險性吧？

因此購買並攝取危險藥物的人，或許能夠主張「我買的又不是興奮劑」，但可怕的是自己成了白老鼠。

除此之外，如果在攝取危險藥物後開車，也會提高造成意外的風險。危險藥物不只會危害自己，也會危害別人。

## ●因吸食稀釋劑而喪命

稀釋劑的英文是thinner，thin在英文中是薄的意思，換句話說就是用來稀釋的物質。日語也稱為「溶劑」。所謂稀釋劑，就是用來稀釋油漆或亮光漆等塗料的有機物液體。

稀釋劑不是純粹的化學物質，裡面混合了各種成分，其成分因製造的公司而異。過去的稀釋劑當中，含有甲苯、二甲苯等苯類芳香族化合物或是乙酸乙酯等。

1960年代的年輕人流行「吸食稀釋劑」。他們將稀釋劑裝進塑膠袋裡，將臉埋入塑膠袋，吸食其揮發的氣體。這麼一來就會呈現類似攝取迷幻藥或興奮劑的狀態。

吸食稀釋劑的結果是引發急性呼吸中樞麻痺而喪命的事故。此外，稀釋劑當中也含有成癮性成分，有些吸食者最後出現了類似迷幻藥中毒所引起的神經及精神傷害。

因為這樣的事件，家庭用稀釋劑當中，已經不再使用甲苯、二甲苯、乙酸乙酯等物質。

近年來，一氧化二氮N2O以笑氣這個一般名稱販賣，吸食後

會呈現如迷幻藥中毒般的症狀，日本在2016年已經依特定物質取締法禁止製造、販賣、持有及使用。

　　現代存在著各種誘惑。為了避免因一時的有趣而毀了一生，最重要的是必須持續保有堅強意志。

# 女巫與文藝復興

如果女巫的真相就如本書178頁所描述的,那麼女巫傳說就只能以悲劇形容。而且,如果女巫審判的高峰期,就是亞歷山大6世統治的時期,那麼我們或許得再一次嘆息。

不僅如此,有些人試圖將他奉為復興教廷的始祖,真是令人驚訝。他的女兒盧克雷齊亞是文藝復興數一數二的美女,兒子切薩雷則是野心勃勃的從政者,就連馬基維利都形容他是「當代最優秀的政治家」,如果這兩人對羅馬的富商設下美人計,更是令人啞口無言。

這是因為文藝復興時期被譽為知識與教養的巔峰,但其底流卻是這樣的不堪入目。又或者人類史的底流,流淌著毒物的歷史是一件理所當然的事情嗎?

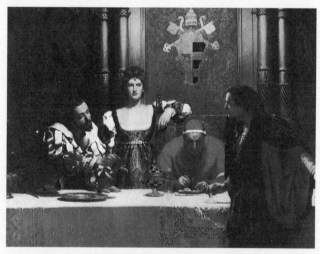

由左而右分別是切薩雷、盧克雷齊亞、亞歷山大6世

# 第8章

## 從天然物質中
## 誕生的藥品

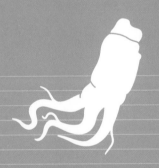

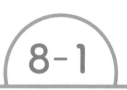

# 8-1

## 利用天然物質製成的中藥

—— 中國4000年的智慧

利用天然物質製成的中藥

### ●藥效溫和的印象並不正確

說到「天然的醫藥品」，日本人腦中就會浮現出中藥吧？

據說中國古代傳說中的皇帝神農氏（參閱第13頁）撰寫了《神農草本經》，而中藥可說是從《神農草本經》代代流傳下來的民俗醫學、藥學智慧之集大成，可說是集結了中國4000年的智慧。

中藥使用的原料擴及動物、植物、礦物等各式各樣的物質。少量使用毒物具有藥效，大量使用就會致命。中藥似乎會給人藥效溫和的印象，但這個印象不一定正確。因為有些中藥效果劇烈，若使用方式錯誤，將因副作用而危及生命。

其中有許多中藥現在作為一般藥品在市面上販售。而說到中藥，大家都會想到以熱水注入如茶一般的乾燥植物，並飲用其萃取液，但一般市售的中藥並非採取這種形式，而是先在工廠萃取出來，再將萃取液精製濃縮，多數以錠劑、粒劑的方式提供。

## ●不同原料的中藥

主要使用的，以植物為原料的中藥整理在表中。多數也具有毒物及迷幻藥的效果。

圖8-1-1 ● 以植物為原料的中藥類

| 植物名・藥名 | 成分名 | 藥理作用 |
|---|---|---|
| 東莨菪、顛茄 | 阿托品 | 阻斷副交感神經 |
| | 東良菪鹼 | 阻斷副交感神經 |
| 黃蓮、黃檗 | 黃連素 | 健胃、整腸 |
| 茶、可可、咖啡 | 咖啡因 | 中樞興奮，利尿 |
| 樟樹 | 樟腦 | 局部刺激，強心 |
| 古柯樹 | 古柯鹼 | 局部麻醉 |
| 鴉片 | 可待因 | 止痛，止咳 |
| | 嗎啡 | 止痛 |
| | 那可丁 | 止咳 |
| | 罌粟鹼 | 鎮痙 |
| 秋水仙 | 秋水仙素 | 抗痛風 |
| 毛地黃 | 長葉毛地黃苷 | 強心、整脈 |
| | 毛地黃苷 | 強心、整脈 |
| 麻黃 | 麻黃素 | 交感神經亢奮 |
| 麥角菌 | 麥角新鹼 | 子宮收縮、止血 |
| | 麥角胺 | 止痛、子宮收縮 |
| 海人草 | 海人草酸 | 驅除蛔蟲 |
| 阿密茴子 | 凱林 | 冠狀動脈擴張 |
| 薄荷 | 薄荷醇 | 消炎 |
| 毒扁豆 | 毒扁豆鹼 | 抗膽鹼酯酶 |
| 毛果芸香 | 毛果芸香鹼 | 副交感神經亢奮 |
| 金雞納樹 | 奎尼丁 | 抗心律不整 |
| | 奎寧 | 抗瘧疾 |
| 日本艾蒿 | 山道寧 | 驅除蛔蟲 |
| 毒毛旋花子 | 毒毛旋花子苷-G | 強心、整脈 |
| 百里香 | 百里酚 | 殺菌（外用） |
| 箭毒木 | 筒箭毒鹼 | 骨骼肌鬆弛 |

從天然物質中誕生的藥品

動物性中藥也很多，「熊胃」等在日本也很有名。稍微介紹其中幾種。

利用天然物質製成的中藥

圖8-1-2 ● 以動物為原料的中藥

| 中藥 | 使用部位 | 解說 |
| --- | --- | --- |
| 牛黃 | 結石 | 牛膽囊中產生的結石，主成分為膽汁酸。具有強心、解熱、鎮靜的作用。 |
| 熊膽 | 膽汁 | 將棕熊的膽汁乾燥製成。具有利膽（促進膽汁分泌與排泄的藥劑）、鎮痙（停止痙攣）、解熱作用。主成分為膽汁酸。自古以來就被作為民俗療法的藥物使用。 |
| 阿膠 | 膠質 | 將驢子的皮、骨、腱與韌帶以水加熱萃取出膠質，去除脂肪後乾燥濃縮而成。成分為膠原蛋白、蛋白質與胺基酸的混合物。具有補血及止血的作用。 |
| 鹿茸 | 嫩角 | 公鹿的嫩角。角長得很快，短短70天就能長到20～30公分。角的尖端是高級品，角質化的底部則是劣質品。成分為膠原蛋白與蛋白質。具有滋養強壯的作用。 |
| 鱉甲 | 背甲 | 將鱉甲乾燥製成。主成分為動物性膠質。具有解熱、強壯的作用。 |
| 海馬 | 全身 | 乾燥後的海馬，作為強壯劑，治療老人及虛弱者的精力衰退與精神衰弱。也是腹痛及婦女難產的止痛劑。 |
| 全蠍 | 全身 | 乾燥後的蠍子。具有停止痙攣的效果，可治療熱痙攣、破傷風等，也是關節痛與頭痛的止痛藥。 |

最後還有以礦物為原料的中藥，也整理在表中。貝殼與動物骨骼的化石等也包含在礦物裡。

圖8-1-3 ● 以礦物為原料的中藥

| 中藥 | 使用部位 | 解說 |
|------|----------|------|
| 牡蠣 | 貝殼 | 牡蠣的貝殼，主成分為碳酸鈣。具有鎮靜、利尿及制酸作用。 |
| 龍骨 | 大型哺乳動物化石化的骨骼 | 鹿、象、牛等哺乳動物化石化的骨骼，主成分為碳酸鈣。具有中樞神經抑制作用，搭配牡蠣使用可治療焦慮症與失眠。 |
| 滑石 | 礦物 | 主成分為含水矽酸鋁及二氧化矽。具有利尿作用。與礦物學的滑石不同，其主成分為矽酸鎂。 |
| 石膏 | 礦物 | 天然的含水硫酸鈣，成分幾乎都是$CaSO_4$ $2H_2O$。具有鎮靜、解熱作用。 |

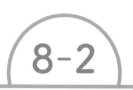

# 8-2

# 抗生物質治癒疾病

## —— 對抗耐藥菌

抗生物質是微生物分泌的物質，會妨礙其他微生物的生長與生存。

## ●發現效力驚人的「抗生物質」

說到**抗生物質**就會想到盤尼西林（1928年發現）。盤尼西林也以在第二次世界大戰末期，治療為肺炎所苦的邱吉爾，救了他一命而聞名，遺憾的是，這則故事似乎只是都市傳說。治療邱吉爾肺炎的不是盤尼西林，而是下一章將介紹的合成藥品磺胺類藥物（參閱213頁）。

先把這件事擺在一邊，盤尼西林對許多細菌性疾病展現出驚人的療效是不折不扣的事實。人

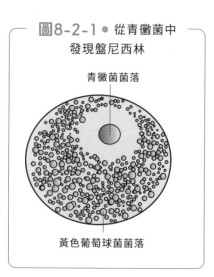

圖8-2-1 ● 從青黴菌中發現盤尼西林

青黴菌菌落

黃色葡萄球菌菌落

們以發現盤尼西林為契機，隨後也持續致力於尋找細菌與抗生物質，最後鏈黴素、康黴素等許多的抗生物質都被找了出來。

這樣的努力至今依然持續，2015年獲頒諾貝爾生理學或醫學獎的大村・坎貝爾兩人的成就，就是發現了能夠有效殺死寄生蟲的抗生物質阿維菌素（avermectin）。以化學方式改變阿維菌素所開發出來的伊維菌素（ivermectin），則是效果更好的藥品。被視為非洲地方性疾病的寄生蟲所造成的失明，就因為伊維菌素而遽減。

## ●出現耐藥菌

以盤尼西林為首的抗生物質展現了驚人的治癒力，但不久之後也產生了一個問題。那就是原本能夠依靠抗生物質消滅的細菌，變得不怕抗生物質了。換句話說，**細菌對抗生物質產生了抵抗力**。這種細菌就稱為耐藥菌。

為了消滅耐藥菌，必須使用其他抗生物質。但尋找新的抗生物質並不容易，而且不久之後，細菌又會對新的抗生物質產生抵抗力吧？這麼一來就是無止盡的打地鼠。

不管發現多少新的抗生物質都不夠。想要擺脫這樣的狀況有兩種方法，第一種是不再使用抗生物質。但這麼一來就無法治療。只好把抗生物質當成壓箱寶，只在緊要關頭使用，平常則盡量不要用。

另一個方法則是為現有的抗生物質添加化學反應，改變其部分的分子結構（化學修飾）。這麼一來，細菌就可能將其視為新的抗生物質，導致抗藥性失效。

這樣的研究正在有系統地進行，目前已經成功修飾了盤尼西林與頭孢菌素。結合天然的抗生物質與化學修飾這種化學性合成手段的研究，今後也會在許多領域結出果實吧！

## 圖8-2-2 ● 天然物質與化學修飾攜手合作

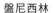

盤尼西林

頭孢菌素

$$\left(\begin{array}{l} X=S：頭孢菌素系 \\ X=O：氧頭孢烯類 \end{array}\right)$$

### 盤尼西林修飾範例

| 種類 | R |
|---|---|
| 天然盤尼西林 | |
| 盤尼西林G | $-CH_2-C_6H_5$ |
| 盤尼西林F | $-CH_2-CH=CH-CH_2-CH_2$ |
| 盤尼西林K | $-(CH_2)_3-CH_3$ |
| 長效型盤尼西林 | |
| 盤尼西林V | $-CH_2-O-C_6H_5$ |
| 盤尼西林O | $-CH_2-SCH_2-CH=CH_2$ |
| 抵抗型盤尼西林 | |
| 甲氧苯盤尼西林 | $-CH-O-C_6H_5$ <br> $\quad\vert$ <br> $\quad CH_3$ |

### 頭孢菌素修飾範例

| R | X | MIC平均值($\mu$g/mL)[※] | |
|---|---|---|---|
| | | 革蘭氏陽性菌 | 革蘭氏陰性菌 |
| $-CH_3$ | O | 0.80 | 11.1 |
| | S | 2.4 | 67.6 |
| $-OH$ | O | 1.4 | 4.9 |
| | S | 2.8 | 12.8 |
| $-NH_2$ | O | >44.6 | >100 |
| | S | 2.8 | 6.4 |
| $-COOH$ | O | >38.8 | 9.7 |
| | S | 100 | >100 |

※MIC：阻止細菌發育的最小量

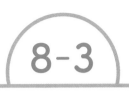

# 8-3

## 過猶不及的
## 必需微量元素

—— 酵素的作用

　　生物體，譬如人體內所含的物質包含構成骨骼的磷酸鈣、構成肉體的蛋白質、構成脂質的脂肪等。構成這些部位的物質除了骨骼的鈣之外，幾乎都是炭C、氫H、氧O、氮N等非金屬元素。

### ●身體必要的酵素是「金屬元素」

　　但光靠這些主要元素，不足以維持生物體的生命機制，使生物體活動。生物體會進行複雜的生物化學反應，而維持這些反應需要催化劑（能夠促進化學反應的物質）。

　　在生物體中發揮催化劑作用的是什麼呢？那就是各種**酵素・輔助酵素**（也稱為輔酶）。**酵素能夠促進生物體內的化學反應，譬如人類存活所需的「消化・吸收・代謝」等。**

　　這些酵素・輔助酵素的重要構成因子，就被稱為「**必需微量元素**」，這個元素群在生命活動中發揮了重要功效。

　　其實多數的必需微量元素就是「金屬元素」，譬如鐵、鋅、銅、錳、碘、鈷、鉻、硒、鉬等。

　　**金屬元素在生物體的結構中所佔的重量比例非常低，但其發**

**揮的作用卻非常重要。**

舉例來說，大家都知道運送氧氣的蛋白質血紅素中含有鐵質，其分子量為6萬4500，而所含的鐵原子量為224，比例只有0.3％。以全身來看，體重60kg的成人，身體中所含的鐵也不過只有3g。

生物體為了維持生命，必要元素的量必須保持一定值，這稱為**體內恆定**。以人體為例，維持生命所需的必需微量元素，全部加起來的質量也頂多只有10g左右。

問題就在於必需微量元素的質量變化對生物體所造成的影響。如圖8-3-1所示，必需微量元素以外的普通元素（虛線），即使質量多少有點過多或過少，生物體都能做出適當應對，不會立刻死亡。

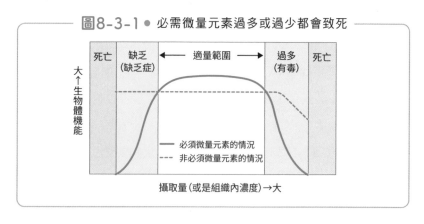

圖8-3-1 ● 必需微量元素過多或過少都會致死

不過必需微量元素（粗的實線）就不是這麼一回事了。若低於下限量就意味著死亡，但超過上限量也會致死。這就是這些元素的攝取之所以困難的原因。

自然界的設計非常精巧。這些必需微量元素就均衡地存在於

食物當中。因此只要我們不偏、挑食，均衡攝取多種食品，在攝取這些必須元素時就不會有問題。

　　不過，如果飲食因疾病等緣故而失去平衡，就必須透過藥品或營養品補充。這時就必須小心避免在食物及營養品之間過度攝取。

## 毒與藥之窗

# 必需微量元素

　　必需微量元素中有像砷這樣以劇毒聞名的元素，也有像鉻這樣，如果離子狀態不同就會出現毒性的元素。

　　砷無論單體還是化合物都是劇毒。不過毒性還是有高低之別，有機砷化合物有幾種毒性相對較低，但像亞砷酸這樣的無機砷，毒性就非常地高。日常生活中不會發生缺砷的問題，因此沒有必要刻意攝取。

　　鉻有3價的$Cr^{3+}$與6價的$Cr^{6+}$。$Cr^{3+}$除了幫助胰島素分泌之外，也能使膽固醇值保持一定。但$Cr^{6+}$就帶有毒性。

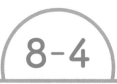

# 8-4

## 維生素與荷爾蒙是醫藥品？

—— 本質上是醫藥品

### ●自己能夠製造荷爾蒙，無法製造維生素

生物體透過生物化學反應獲得能量，進行生命活動。上一節介紹過，生物化學反應需要「作為催化劑的酵素（金屬元素）」，而幫助這些必需微量元素活動的的，就是維生素與荷爾蒙等必需微量物質。

維生素與荷爾蒙的需要量極少，但如果缺乏，生物體就會陷入嚴重的不健康狀態，換言之就是生病。就這層意義來看，維生素與荷爾蒙「本質上就是醫藥品」。

維生素與荷爾蒙就本質來說是同樣的物質，不過我們可以這樣看，調整生物體機能的微量物質中「人體可以自行製造的物質是荷爾蒙，無法自行製造的是維生素」。

### ●維生素是輔助酵素

維生素是一種「輔助酵素」，能夠幫助酵素作用，只要少量就能調節生物體機能。人體無法自行製造維生素，因此必須透過食物從外部攝取。缺乏維生素將罹患缺乏症，導致身體出現嚴重

的異常。

　維生素可分成脂溶性與水溶性。

○**脂溶性維生素**：無法溶於水，但可溶於脂質的維生素。能夠與食物中的脂肪一起形成複合體，透過腸道吸收。

○**水溶性維生素**：溶於水，但不溶於脂質的維生素。

　維生素缺乏症有許多種類，主要症狀（疾病）如下。

○**夜盲症**：如同前面所見（參閱第63頁），**維生素A**氧化後會變成視黃醛。視黃醛能對眼睛的視錐細胞發揮重要作用，因此缺乏維生素A就會罹患夜盲症。

○**腳氣病**：這是缺乏**維生素B₁**所引起的疾病。雖然日本在江戶時代、明治時代有很多患者，但最近幾乎看不到了。

○**壞血病**：**維生素C**能夠促進膠原蛋白生成。因此缺乏維生素C將導

**圖8-4-1 ● 維生素的種類與缺乏所引起的疾病**

| | 維生素 | 缺乏症 |
|---|---|---|
| 水溶性 | 維生素B₁ | 腳氣病 |
| | 維生素B₂ | 生長障礙、黏膜‧皮膚發炎 |
| | 維生素B₆ | 生長停滯、體重減輕、癲癇性痙攣、皮膚炎 |
| | 維生素B₁₂ | 巨紅血球貧血 |
| | 維生素C | 壞血病 |
| | 葉酸 | 巨紅血球貧血 |
| | 菸鹼酸 | 癩皮病 |
| | 生物素 | 體重減輕、皮膚炎 |
| | 泛酸 | 能量代謝障礙 |
| 脂溶性 | 維生素A | 夜盲症、皮膚乾燥症 |
| | 維生素D | 佝僂病、骨軟化症 |
| | 維生素E | 神經障礙 |
| | 維生素K | 出血傾向、凝血障礙 |

致血管變得脆弱，容易出血。這是讓大航海時代的水手恐懼的疾病。

○**佝僂病**：這是缺乏**維生素D**所引起的疾病，將導致骨骼變化。最近避免照射紫外線蔚為潮流，維生素D不足的情況日益嚴重。似乎必須積極攝取含有維生素D的食物。

## ●荷爾蒙發揮特定功能

荷爾蒙是在特定臟器製造，順著血液被送往特定的目標臟器，並在那裡發揮功能的分子。

荷爾蒙有許多種類，譬如由甲狀腺製造，與發育有關的**甲狀腺素**、由腎上腺髓質製造，掌管血管與氣管的收縮擴張等作用的**腎上腺素**等，都是大家熟知的荷爾蒙。生殖器製造的**性荷爾蒙**，則與生殖器的發育、懷孕、生產有關。

除了這些由特定臟器製造的荷爾蒙，還有被稱為**自泌物質**（局部荷爾蒙）的物質。這種荷爾蒙在生物體內的各個部位製造，並在製造的部位附近發揮作用。前列腺素就是其代表。**前列腺素**是從人類的前列腺發現的物質，現在已經知道會對呼吸系統、循環系統、生殖系統等廣泛的器官產生作用。

至於**組織胺**也是由組胺酸（一種胺基酸）製造的自泌物質，現在已經知道會對呼吸、循環等廣泛的器官帶來影響。

## ●營養輔助食品

營養輔助食品又被稱為營養品、健康食品，這是由維持健康所需的營養素及微量元素製成的錠劑等，方便輕鬆攝取。

減肥藥也是大家熟知的營養輔助食品，但減肥藥也會引發事故。2002年，中國製減肥食品中所含的N-亞硝基二乙基苯胺曾導致3人死亡，45人住院一週以上。2005年，同樣是中國製的減肥食品，因含有馬吲哚（mazindol）與西布曲明（sibutramine）等有害物質，而引發了可能是由這兩種物質造成的死亡事故。

除此之外，最近市面上也推出了潤滑關節的膠原蛋白劑。膠原蛋白是一種蛋白質，人體的所有蛋白質當中，高達30％屬於膠原蛋白。

不只膠原蛋白，所有蛋白質都是由幾百個胺基酸分子結合而成的巨大天然高分子，腸壁不可能吸收。因此蛋白質在被腸壁吸收之前，會先在胃裡被胃酸分解成胺基酸。而部分被吸收的胺基酸，會進一步分解成二氧化碳、尿素與能量，部分則重新結合成蛋白質。

但沒有任何證據顯示，來自膠原蛋白的氨基酸能夠重新結合成膠原蛋白。果凍的原料吉利丁就是純粹的膠原蛋白，但我想很少有把果凍當成膠原蛋白補給劑的說法。

## ●能量飲料的效果如何？

能量飲料是解決「夏日疲勞」的藥劑。但能量飲料真的能夠消除疲勞，恢復精神嗎？

能量飲料中所含的成分主要是牛磺酸、肌醇、白氨酸、精氨酸、煙鹼醯胺等物質，以及$B_1$、$B_2$、$B_6$等維生素。此外也含有作為溫和興奮劑的咖啡因。

牛磺酸除了有助於消化，也是一種神經傳導物質。此外也有

抑制活性氧生成的作用。

　　肌醇則據說對脂肪肝及高血脂症具有療效，也有研究顯示能夠改善憂鬱症及恐慌症。

　　白氨酸是一種構成蛋白質的氨基酸，是幼兒生長、成人維持氮平衡（平衡透過飲食攝取的氮與排泄出去的氮）的必要物質。白氨酸透過調節蛋白質的生成與分解協助維持肌肉。

　　精氨酸則透過活化免疫反應、促進細胞增殖和促進膠原蛋白生成等，幫助傷口癒合。

　　至於維生素B群呢？維生素B群能夠供給能量、代謝老廢物質，因此也被稱為「元氣維生素」。缺乏任何一種B群都容易疲倦，因此均衡攝取所有的B群很重要。而前面提到的肌醇也是B群的一種。

　　能量飲料均衡地加入這些物質，因此確實具有效果。如果發生問題，說不定是因為過於仰賴能量飲料並勉強自己，或是因此而不再重視飲食生活。

# 引起肌肉疲勞的元凶真的是乳酸嗎？

長久以來都認為「引起肌肉疲勞的原因是乳酸」。但最近卻發現，肌肉疲勞的原因可能是身體受到乳酸生成過程中產生的氫離子影響而偏向酸性，導致帶來能量的肌肉肝醣儲存量減少。

此外，肌肉收縮時ATP（供給體內必要的能量）分解產生的磷酸妨礙肌肉收縮，也被視為肌肉疲勞的可能原因之一。反之，乳酸具有防止阻礙肌肉收縮的作用，因此反而能夠預防疲勞。

改善運動肌肉的血液循環，是消除肌肉疲勞的重要方法。因此健走、騎自行車、水中運動等輕度的有氧運動，能夠促進肌肉恢復。至於促進血液循環的方法，還有伸展、泡澡、按摩等。

此外，像運動選手那樣從事劇烈運動後，會消耗肌肉的能量，提高肌肉的溫度，使能量變得容易消耗。透過冷卻使肌肉溫度下降也是有效的方法。

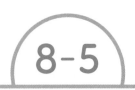

# 調查春藥的成分

## ── 安慰劑效果

### ●春藥的目的？

春藥廣義來說是激發戀愛情感的藥劑，狹義來說是用來治療勃起障礙的藥物。春藥的效果有很大的個人差異，也會隨著對藥物的信賴感、信心度而改變。像這樣的效果就稱為安慰劑效果。

春藥歷史悠久，其成分與效用在從前的文件中寫得相當神祕。但洋蔥與大蒜等現代日常生活中的食物，在這些文件當中也幾乎都被描述成效果顯著的物質。就這層意義來看，現代人似乎過著沉浸在春藥當中的生活。

### ●春藥所含的成分

春藥使用的成分種類繁多，從中也能看見人類豐富的想像力。以下列舉出其成分。

植物性成分包括可可、咖啡、香草、高麗參等。至於曼陀羅與烏頭等毒物之所以也包含在內，或許是因為其作為強心劑的作用。

毒茄蔘（mandragora）這種現代沒聽過的植物也經常出現。

其根部如高麗蔘一般呈人形，拔出地面時會發出慘叫，導致聽到的人發狂，因此必須靠著繫上繩子的狗拔出，是一種很難處理的植物。

至於動物性成分則有大海蔘、海獅的陰莖、牛、羊的睪丸等。漢方偏好鹿角，會使用鹿或馴鹿的角。此外，日本將黑烤壁虎視為珍寶，歐洲則喜歡蜥蜴。還會使用帶有香味的龍涎香與麝香等。麝香是雄性麝香鹿的生殖腺，龍涎香則是鯨魚的病態結石。

## ●心誠則靈？

改善勃起功能的藥物，具有促進生殖器充血的作用。過去曾使用過育亨賓與番木鱉鹼，最近則以威而鋼較為聞名。育亨賓從茜草科植物育亨賓樹中所得到的化學物質，能夠阻斷減弱興奮的因子，效果被證實相當微弱。真要說起來，暗示的效果還更加顯著吧？

軟膏則是混合了各種草藥的藥膏，似乎較容易獲得性高潮。除了高麗蔘與蟾蜍粘液外，虎甲蟲這種昆蟲的粉末也似乎不分東西洋都在使用。

這些都是春藥的主要成分，但實際效果卻是安慰劑效果，或許與自己覺得有沒有效有關。畢竟心誠則靈，就算是微不足道的小東西，只要相信就能發揮作用。

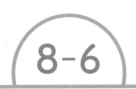

# 使用肉毒桿菌美容？

## —— 毒物也能變成藥物的範例

　　女性對於美容似乎有很深的執著，只要搭乘電車，美膚、除毛、除斑、除皺的廣告就躍入眼簾。但藥劑必定會有副作用，就如同前面介紹的，某公司美白化妝品造成白斑的事件。

### ●使用毒物排行榜第一名的肉毒桿菌？？

　　最近在電車的懸吊廣告上看到「用肉毒桿菌回春吧！」身為化學家感到非常震驚。

　　說到肉毒桿菌，就是在第1章第4節「毒物排行榜」（參閱第30頁）中榮登第一的那個肉毒桿菌，這種細菌能夠有效地為女性除去皺紋嗎？

　　調查後發現，肉毒桿菌確實有除皺的作用。肉毒桿菌釋放的毒素是神經毒，具有妨礙神經傳導物質乙醯膽鹼釋放的作用，因此神經傳導就會遭到阻斷，生命體也因而失去生命。

　　使用肉毒桿菌毒素製作的藥品「保妥適」就是上述的除皺劑，注射於患部能夠緩慢阻斷神經傳導，抑制表情肌的活動，這麼一來眼角的小皺紋就不容易出現。

不只如此，妥善注射於適當的部位，還能夠讓眼睛看起來變大，臉看起來變小等。但注射的效果無法永久維持，必須要有定期花錢並忍受疼痛的覺悟。

## ●對於腦中風後的復健、神經性肌張力不全症也有治療效果

肉毒桿菌毒素大顯身手的舞台不只除皺，也可用於腦中風患者的復健。能夠緩和腦中風後產生的肌肉過度緊張，讓復健更容易進行。

此外，肉毒桿菌對於肌張力不全症這種神經性棘手疾病也能展現高度的治療效果。肌張力不全症是不隨意且持續的肌肉收縮所引起的疾病，會出現姿勢異常、身體扭曲、僵直、痙攣等症狀。

不禁讓人覺得，是毒還是藥真的端看使用方式而定。

從天然物質中誕生的藥品

## 「虎狼狸」是最凶狠的狸貓？

　　治療疾病的不只限於藥物。信賴的人鼓勵的話、深愛的人的一句安慰，才是最有效的良藥。但如果沒有信賴的人，也沒有深愛的人，那麼能夠仰賴的就只有神佛了。

　　明治初期霍亂流行。當時沒有衛生觀念，也缺乏有效的預防方法，庶民能夠做的就是將神社佛閣給予的符咒貼在門口祈禱。

　　當時感染霍亂可能猝死，而霍亂的漢字就寫作「虎狼狸」，真不愧是「文字之國」的國民。虎與狼是恐怖動物的代表，當成霍亂的音譯恰到好處。但狸是怎麼一回事呢？

　　請看附圖。其實狸貓才是最凶狠的野獸。被畫成相當恐怖的樣貌。如果遭到直擊，將會全身損傷、頭蓋骨粉碎，就連虎狼都得落荒而逃。庶民的想像力與幽默感，讓霍亂也得甘拜下風。

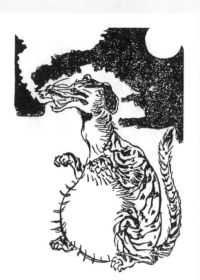

第 **9** 章

# 化學合成藥
# 是人造醫藥品

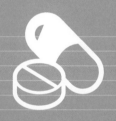

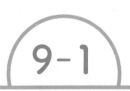

# 9-1

## 阿斯匹靈的
## 退燒・止痛作用

### —— 阻礙酵素的運作

## ● 醫藥品是模仿天然物的人造物

　　上一章介紹的「中藥」，一般是將天然物質直接作為醫藥品使用，至於歐洲的醫藥品，據說多數是化學合成的人造物。但就算是繼承希臘傳統的歐洲，也不可能從一開始就製造出人造醫藥品。就連古希臘醫學家希波克拉底（約西元前460年～西元前370年）也使用藥草進行治療。

　　雖說是合成醫藥品，首先也是從天然物質當中，萃取出純粹且具有藥效的化學物質，或是以化學合成的方式，模仿天然物質製造。至於製造出自然界不存在的化學物質作為醫藥品使用，則是很久之後的事情。

　　人類最早合成的醫藥品阿斯匹靈，就是像這樣從模仿天然醫

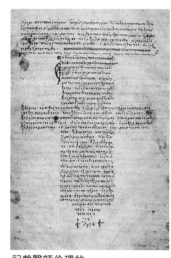

記載醫師倫理的
「希波克拉底醫師誓詞」
採取對希拉諸神發誓
遵守醫師的倫理與任務等的形式

藥品開始。

## ●拿著楊柳枝的觀音菩薩

附帶一提,菩薩有各種不同的階級與任務。楊柳觀音就是「治療疾病的菩薩」,擁有許多信眾。

這位觀音菩薩手上拿著的小樹枝是楊柳枝。楊柳具有止痛效果,自古以來就為人所知。無論是希波克拉底還是中國的神農氏都認同這點。江戶時代也會將楊柳枝的根部搗成束狀,作為牙刷使用,牙痛時也會咬楊柳枝。

法國在19世紀從楊柳枝分離出藥效成分水楊苷配糖體,這是一種由水楊苷與葡萄糖結合而成的物質。

## ●雖然有效,卻會胃穿孔?

但水楊苷配糖體非常苦,難以服用。科學家於是將其水解去糖,但在過程中產生了化學變化,水楊苷氧化成為水楊酸。

檢查結果發現,水楊酸具有退燒止痛的作用,但同時也有致命的缺點。那就是水楊酸的

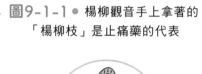

**圖9-1-1 ●** 楊柳觀音手上拿著的「楊柳枝」是止痛藥的代表

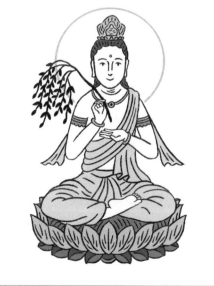

酸性太強，會傷害胃黏膜，甚至還有可能造成胃穿孔。

就算能夠治好蛀牙，造成胃穿孔也得不償失。這時開發出來的就是將水楊酸與醋酸CH₃COOH反應後所得到的乙醯水楊酸。

這種藥劑容易服用，也沒有胃穿孔等的危險性，並具有充分的藥效，因此在1899年以阿斯匹靈的商品名稱在市面上販賣。自此之後雖然過了120年，阿斯匹靈依然是家庭愛用的常備藥，現在光是美國，每年就有1萬6000噸的消費量。

但據說在其藥效的背後，光是美國也每年就有將近10萬人因阿斯匹靈的副作用胃痛而住院，2000人死亡，占了美國藥物副作用災情的4分之1。正可說是毒與藥本為一體的體現。

## ●阿斯匹靈是對症療法藥

阿斯匹靈對許多症狀都有療效。就如同退燒止痛藥這個統稱一樣，**阿斯匹靈具有退燒，以及緩和牙痛、頭痛、神經痛、生理痛等各種疼痛的作用**。因此最適合做為感冒藥。

各位或許會感到意外，但阿斯匹靈其實沒有消滅細菌等微生物或是流感病毒的能力。阿斯匹靈不是殺死病原菌的藥物，而是幫助遭病原菌入侵的身體緩和疼痛、降低體溫，等待體力恢復的藥物。像這樣的藥物，一般稱為「**對症療法藥**」。

那麼阿斯匹靈為什麼能夠退燒、緩和疼痛呢？這與**局部荷爾蒙**（參閱第196頁）有關。一般的荷爾蒙在特定臟器製造，**局部荷爾蒙則在身體各處都能製造，並只在製造的位置附近發揮作用**。**前列腺素**prostaglandin就屬於這樣的荷爾蒙（參閱第196頁），因從男性的前列腺prostate發現而得名。

## 圖9-1-2 ● 前列腺素化學式

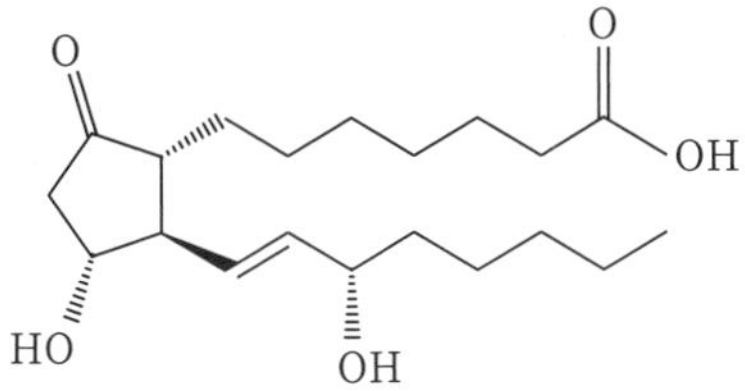

（前列腺素化學結構式圖）

前列腺素的作用範圍很廣，能夠促進陣痛、抑制胃酸分泌、促進腎臟功能、血管擴張等。感冒時前身體各個部位都會製造前列腺素。如果在腦的下視丘製造就會導致體溫上升，在關節製造就會造成關節痛。

前列腺素在身體的各個地方都能製造，而其原料為細胞膜的構成分子。細胞到處都有，所以原料隨處可得。而從生物體平常的機制來看，使用細胞膜製造前列腺素的，自然就是「酵素」了。

**阿斯匹靈會妨礙酵素的作用**。因此前列腺素就無法合成，所以能夠退燒、消除關節疼痛。

但感冒的人發燒、關節疼痛是有理由的。如果利用阿斯匹靈緩解這些症狀，就一定要採取其他的代償處置，譬如攝取營養、安靜休息等。

## ●阿斯匹靈的同族藥

水楊酸是再簡單不過的有機化合物，但其誘導體（指改變一部分的物質）卻有很多，其中也有不少知名的優秀醫藥品。

化學合成藥是人造醫藥品

舉例來說，當水楊酸與甲醇CH3OH作用，就會變成水楊酸甲酯。這種成分對肌肉有消炎作用，經常被當成緩解肌肉疲勞與肌肉疼痛的藥劑。

而水楊酸與胺基NH2結合所得到的對胺基水楊酸，俗稱NIPPAS CALCIUM或PAS，則被作為肺結核藥物使用。

至於母體水楊酸本身，也具有治療皮膚疣的效果，或者作為各種食品的防腐劑、保存劑發揮作用。

雖然水楊酸一族是結構非常簡單的分子，卻作為現代社會不可或缺的醫藥品持續稱霸。

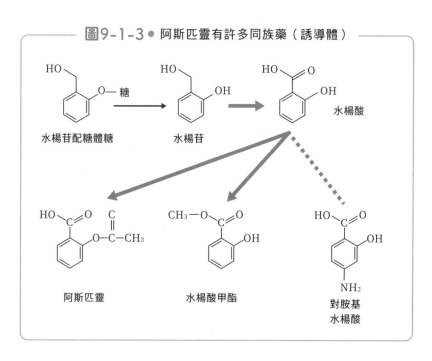

圖9-1-3 ● 阿斯匹靈有許多同族藥（誘導體）

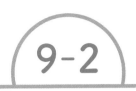

# 9-2

## 打倒壞菌的合成抗菌藥

### —— 抗菌劑

病原菌就是所謂的壞菌,而消滅壞菌的藥一般稱為「抗菌劑」。對抗疾病就是對抗病原菌,而抗菌劑就像人類手上的武器。前面介紹的抗生物質(參閱第188頁)也是抗菌劑的一種。這裡介紹的則是以化學方式人工合成的抗菌劑。

### ●最早的化療劑撒爾佛散

撒爾佛散(salvarsan)是治療梅毒的藥物,也是人類最早合成出來的化療藥,因此非常有名。

梅毒是哥倫布從新大陸美洲帶回的疾病,轉眼間就席捲全世界。畫家梵谷、哲學家尼采都是知名的梅毒患者。據說舒伯特未完成交響曲的4個樂章中,才寫到第2樂章就停筆,就是因為梅毒的關係。

就在這時候,德國化學家保爾・艾爾利希(1854～1915)在研究選擇性為細菌染色的色素時,發現「有一種染料只對細菌產生作用,無法染上動物細胞」,因此他心想「或許會有不對人體造成影響,只殺死感染的細菌的色素」。而協助他的助手則是日

本人秦佐八郎（1873～1938）。

　當時懷疑已知的毒物砷說不定也能影響細菌，因此試著合成含有砷的各種化學物質，並一一測試是否對梅毒具有療效。結果在1910年發現，第606種測試的化學物質能對梅毒菌的螺旋體產生作用，因此可作為醫藥品販賣。這種藥也被稱為撒爾佛散606號。

　撒爾佛散的結構長久以來都被認是為如圖A一般，由2個砷原子As透過雙鍵結合而成的二聚體。但最近使用最新的分析儀器重新檢查後發現，其結構卻是如圖B或C一般的三聚體，或是五聚體環狀結構。但推測進入體內之後會分解成單體，以單體的形式發揮作用。

　因此就醫藥品而言，艾爾利希提出的結構幾乎沒有問題。只

圖9-2-1 ● 撒爾佛散的化學結構

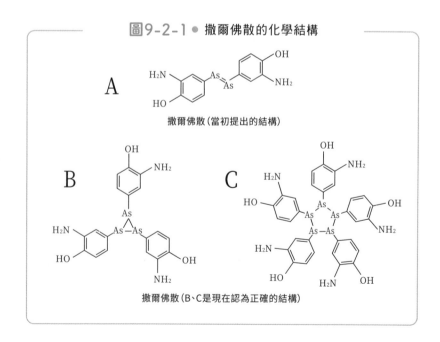

撒爾佛散（B、C是現在認為正確的結構）

不過當時的分析儀器並沒有足夠的能力。畢竟像B、C這樣的結構在測量時分解成A也不難想像。

撒爾佛散具有強烈的副作用，而且後來也開發出抗生物質等優秀的抗菌劑，因此現在已經不再使用了。不過在這之前，這種藥劑不知道帶給了多少患者希望。

## ●拯救女兒一命的磺胺類藥物

德國化學家格哈德·多馬克（1895-1964）在1935年發現自己開發的染色劑百浪多息（prontosil）具有**對抗瘧疾**的作用。這時他的女兒碰巧得了敗血症，就在女兒陷入重症時，他靈機一動給女兒服用百浪多息，女兒於是奇蹟似地康復，撿回了一條命。

圖9-2-2 ● 多馬克給女兒服用的百浪多息的化學式

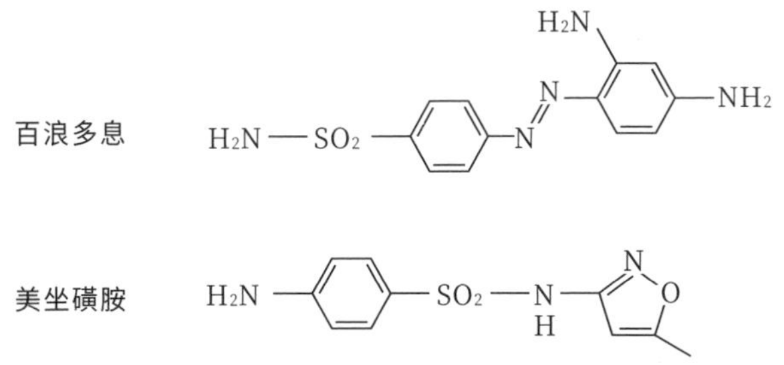

根據研究發現，百浪多息所含的磺酸基-SO2-具有抗菌作用，於是他接二連三開發出具有磺酸基的藥劑。這些藥品通常被稱為**磺胺類藥物**。

隨後發現，磺胺類藥物不僅對細菌有效，對真菌及原蟲也能發揮作用。這是因為磺胺類藥物能夠阻礙這些生物的葉酸合成系

統，因此對於淋菌、大腸桿菌、志賀氏桿菌、沙門桿菌等都展現顯著的效果。

　　但人類沒有葉酸合成系統，因此這種藥物對人類無害，只會選擇性地對病原體產生作用。目前廣為人知的是其俗名美坐磺胺（sulfamethoxazole）。

　　開發出這項藥品的多馬克，原本應該在1939年獲得諾貝爾生理學或醫學獎。但納粹德國政權禁止德國人領獎，因此他只好勉為其難地辭退，等到在第二次世界大戰結束後才重新領獎。

## ●抑制細菌增殖的喹諾酮類抗菌劑

　　如圖9-2-3所示，以喹諾酮為基本結構的抗菌劑，一般稱為諾酮類抗菌劑。正在進行關於抗瘧疾藥物氯奎的合成之研究的研究者，發現在此過程中產生的副產物具有抑制細菌增殖的作用。

圖9-2-3 ● 喹諾酮基本結構的化學式

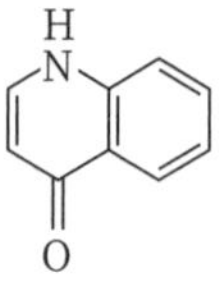

喹諾酮基本結構

　　他們以此為靈感，在1962年合成出第一種　諾酮類抗菌劑，並於隨後陸續開發出新藥。喹諾酮類抗菌劑可阻礙細菌DNA的合成。如果無法合成DNA，就不可能進行細胞分裂，因此細菌無法增殖，只能等著死亡。

　　諾酮類抗菌劑的一大優點是通常容易從腸內吸收，因此口服也能得到與靜脈注射相同程度的療效。

塞普沙辛

諾酮類抗菌劑廣泛用於各種細菌性疾病，如圖9-2-4所示的塞普沙辛就為人所熟知。前面介紹的，引起斯蒙症的氯碘奎醇，也屬於這個類別的藥品。

化學合成藥是人造醫藥品

# 9-3

## 抗癌藥物的作用機制

—— 阻礙分裂

### ●癌化的機制

癌症被認為是由正常細胞的核酸（DNA）突變所引起的異常細胞的異常增殖。一般認為其發生機制有兩個階段。首先，被稱為激發物的原因物質傷害了DNA。但這個階段的傷害是可以修復的，多數情況下體內的DNA修復酵素都能修復損傷，使細胞恢復原狀。

但如果被稱為促進物的物質對損傷產生作用，導致損傷不但沒有復原，反而還擴大，就會使細胞癌化。一旦演變成這個狀態，DNA修復酵素就束手無策，修復變得困難，癌細胞增殖成癌症腫瘤。

### ●抗癌藥物發揮作用的階段依種類而異

癌症曾被稱為不治之症，但這已經是過去的事情了。現在即使罹癌，也能像罹患一般疾病一樣康復，並回歸社會。這都要歸功於治療法的進步。

癌症的治療法分成外科手術、放射線療法與化學療法三種，

各有優缺點，通常會合併2種或3種療法進行治療。

　　本書的主題是「毒與藥」，所以接下來要介紹的就是其中的「化學療法」。

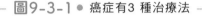

圖9-3-1 ● 癌症有3 種治療法

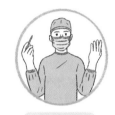
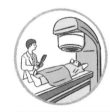
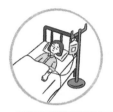

| 外科手術 | 放射線治療 | 化療（藥物療法） |
|---|---|---|
| 透過外科手術與使用內視鏡的手術，將癌細胞直接切除 | 使用放射線破壞癌細胞 | 使用抗癌藥物（藥劑）治療 |

　　**化學療法是使用藥物來治療疾病的方法**，而使用的藥物就稱為**抗癌藥物**。抗癌藥物有許多種類，主要分成A：烷化劑，B：抗代謝藥，C：微管毒素，D：抗生物質。

　　所有細胞（包括癌細胞）都透過細胞分裂進行增殖，但細胞分裂不是突然發生的現象，有包含準備階段在內的一定週期。其週期包含四個階段：

　　①準備合成DNA的$G_1$期

　　②合成DNA的S期

　　③準備細胞分裂的$G_2$期

④實際進行細胞分裂的M期

抗癌藥物並非對細胞分裂週期的任何階段都有效，**發揮效用的階段依種類而異**。

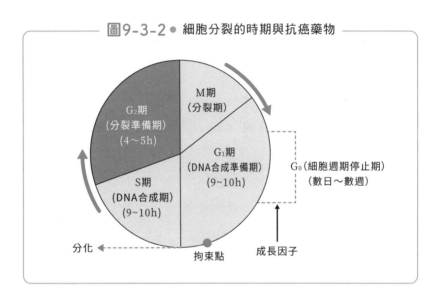

圖9-3-2● 細胞分裂的時期與抗癌藥物

現在已經知道，「A：烷化劑」發揮作用的階段與細胞週期無關，「類固醇類抗癌藥物」在$G_1$期（DNA合成準備期）發揮作用，「B：抗代謝藥」與拓撲異構酶抑制劑在S期（DNA合成期）發揮作用，「C：微管毒素」則在M期（分裂期）發揮作用。

而抗癌藥物的最大問題就是副作用強烈。典型的副作用包括噁心（嘔吐）、掉髮、免疫力減弱引起的感染、食欲不振和便祕等。有些患者雖然腫瘤縮小，卻因為藥物副作用而喪命。

## ●阻止分裂的「烷化劑」

「Ａ：烷化劑」對癌細胞的DNA產生反應，並在構成雙螺旋的兩條DNA鏈之間形成架橋結構。換句話說就是從中間連結兩條DNA鏈，這麼一來DNA就無法在架橋結構的前端分裂。

因為DNA的雙螺旋結構必須先分裂，變成兩條單獨的DNA鏈，才能夠分裂與複製。既然無法分裂，DNA就不能複製，細胞分裂也就無法進行。這麼一來癌細胞就無法分裂與增殖。

環磷醯胺就是知名的烷化劑。順鉑等白金製劑也是類似的機制。

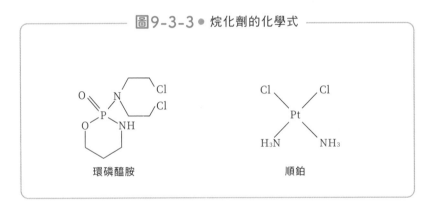

圖9-3-3 ● 烷化劑的化學式

環磷醯胺　　　　　　　　　順鉑

## ●含有偽物的「抗代謝藥」

為了複製DNA，需要DNA的原料。「Ｂ：抗代謝藥」就是DNA的原料及構成要素的嘌呤與嘧啶偽物（dummy）。當偽物在細胞週期的Ｓ期（DNA合成期）出現於癌細胞的DNA周圍時，DNA就會將其誤認為是普通嘌呤或嘧啶吸收。

這麼一來就無法製造正常的DNA，也無法進行DNA的複製、分裂以及細胞分裂，於是就能抑制癌細胞的增殖。典型的抗代謝

藥是5-FU。這是正規DNA零件尿嘧啶的偽物，DNA將其當成尿嘧啶吸收。

---
圖9-3-4 ● 正規DNA零件（左），假的DNA零件（右）
---

尿嘧啶

5-FU
（發揮作為尿嘧啶偽物的作用）

## ●妨礙微管功能的「維管毒素」

微管是細胞中直徑約為25nm（奈米，$1nm=10^{-9}m$）的管狀結構，由蛋白質組成。現在已經知道微管在細胞分裂時扮演重要的角色。微管毒素多半是植物的生物鹼，透過阻礙微管形成或其功能來妨礙癌細胞的分裂。

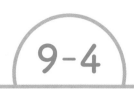

# 含有金屬的合成藥品

## ——金、銀、白金、水銀

合成醫藥品有許多種類，多數是由碳C、氫H、氧O、氮N等非金屬元素所製成的有機物質，但其中也有一些含有金屬。接著就來看看這些「含有金屬的合成醫藥品」。

### ●爲什麼使用金、銀的藥物很少呢？

首先來看金屬中的明星——貴金屬。說到貴金屬就是黃金了。雖然說「黃金不會被任何東西侵蝕」，但反過來說也也意味著「無法侵蝕任何東西」。因此幾乎沒有使用黃金製成的藥品。shiosol（金硫基丁二酸鈉）與和auranofin是少數的例子。兩者都對類風濕性關節炎具有療效。

風濕病是一種自體免

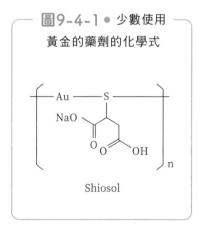

圖9-4-1 ● 少數使用
黃金的藥劑的化學式

Shiosol

疫性疾病，屬於藥物很少的領域，所以這些黃金製劑似乎非常寶貴。但還有一些可望改進之處，譬如需要好幾個月才能出現療效等。

銀則因為殺菌效果強大，對於攝入體內會有所抗拒，所以銀製藥劑似乎和黃金一樣很少。頂多只有在預防蛀牙時會使用少量的司福來特液。

白金與黃金不同，具有化學活性，對於各種催化劑而言都不可或缺。現在也開發出好幾種白金製劑，都是有效的抗癌藥物。

## ●具危險性的藥劑

也有使用水銀的藥物。以前熟悉的「紅藥水」紅汞，就含有水銀。日本已經因為水銀中毒的危險性而停止生產，但海外進口的紅藥水依然不可缺少。

最近造成問題的則是硫柳汞。硫柳汞不是藥劑，而是含有水銀的防腐劑。被當成疫苗的保存劑，添加到疫苗當中（長久以來就使用這種物質防止雜菌汙染）。

美國在1990年代曾有人控訴「硫柳汞導致兒童罹患自閉症」，並因此展開調查。調查結果是「因果關係不明確」，但將硫柳汞從疫苗中去除的趨勢正逐漸蔓延。

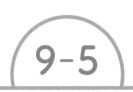

# 9-5

# 麻醉藥的作用機制不明？

## —— 全身麻醉與局部麻醉？

　　麻醉藥堪稱現代的魔法。自古以來如果傷口遭腐敗菌侵入，就只能切除患部。雖然知道這是必須採取的處置，但如果切除的是腿部等，患者的精神與體力將無法支撐，進行這樣的手術有難度。想必也有患者因為太痛了，希望乾脆就這樣死去。

　　解決這個狀況的就是「麻醉藥」。現代醫學的外科手術領域之所以能夠成立，可以說全拜麻醉技術之賜也不為過。

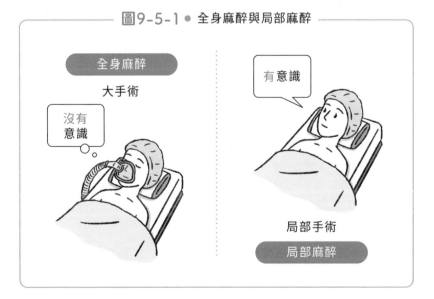

圖9-5-1 ● 全身麻醉與局部麻醉

全身麻醉

大手術

沒有意識

有意識

局部手術

局部麻醉

麻醉分成兩種，一種是進行重大手術時使用的，封閉全身意識與痛覺的全身麻醉，另一種則是牙醫抽神經等使用的局部麻醉。兩者的差別之處在於，全身麻醉時患者沒有意識，局部麻醉時患者則意識清醒。

## ●全身麻醉爲什麼是「魔法」？

像內臟手術這種，必須讓全身失去痛覺時使用的藥劑就是全身麻醉藥。

然而，如果要拿手術刀切開活生生的人，除了患者感受到的痛覺以外還有其他問題。那就是彷彿抗拒身體被切開般的肌肉收縮與硬化。從醫師的角度來看，其實這種生物體的硬化反應，才是施行手術時最主要的問題。

因此讓患者感受不到疼痛，只是全身麻醉劑的最低要求，不妨礙醫師動手術的作業，而且手術結束後患者能夠平穩地醒來，彷彿沒有發生過任何事情一樣更加重要。

這簡直就像現代的魔法。因為全世界每天都進行好幾千例的全身麻醉，卻不清楚麻醉生效的機制。為什麼麻醉後就不會痛了呢？其機制完全不明，因此只能稱之為魔法了吧！

## ●全身麻醉分成兩種

全身麻醉有兩種方法，分別是吸入性麻醉（氣體）與靜脈麻醉（固體、液體）。

吸入性麻醉藥是將麻醉藥混入患者吸入的氣體中，患者會無意識地陷入麻醉狀態。

就歷史來看，全身麻醉藥的種類似乎以吸入性麻醉藥較多。哈樂仙（市售名稱：氟烷）與一氧化二氮（笑氣$N_2O$）就是其典型。雖然一氧化二氮對減緩痛覺效果顯著，但整體的麻醉效果卻不高，因此最近使用頻率逐漸降低。除上述兩種之外，還有愛沙氟倫（活寧液）等。

透過靜脈注射進行全身麻醉的則是靜脈麻醉藥。典型的例子包括戊硫代巴比妥（ravonal）、異丙酚（得普利麻）、卓普、芬太尼（thalamonal）等。

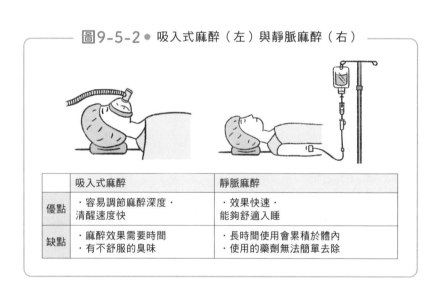

圖9-5-2● 吸入式麻醉（左）與靜脈麻醉（右）

|  | 吸入式麻醉 | 靜脈麻醉 |
|---|---|---|
| 優點 | ·容易調節麻醉深度·清醒速度快 | ·效果快速·能夠舒適入睡 |
| 缺點 | ·麻醉效果需要時間·有不舒服的臭味 | ·長時間使用會累積於體內·使用的藥劑無法簡單去除 |

據說全世界最早的全身麻醉手術是華岡青洲在1804年進行的乳癌摘除手術。青州取曼陀羅（朝鮮朝顏）、烏頭等六種草藥自行調配，透過服用的方式進行全身麻醉，並成功完成手術。

他在開發全身麻醉時，先進行了動物實驗，而後進入人體實驗，據說自告奮勇成為實驗對象的是他的母親與妻子。母親在

反覆的實驗中死亡，妻子也失明，但他最後終於開發出全身麻醉藥。據說歐洲直到40年後才成功進行完全麻醉。

## ●牙醫使用的「局部麻醉」

麻痺身體部分痛覺的是「局部麻醉」。牙醫進行的局部麻醉就是典型的例子。局部麻醉透過麻痺部分神經迴路來達成，也就是阻礙神經細胞軸突通道的作用，妨礙神經細胞內的訊息傳達。經常使用的藥劑是利多卡因等。

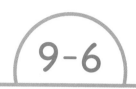

# 9-6

## 使用RNA的新型疫苗

### —— 最新免疫法

## ●開發新型的「RNA」疫苗

2020年由新型冠狀病毒（covid-19）揭開序幕，並在該年引發大規模流行，肆虐全世界，原本預定舉行的東京奧運也被迫順延到2021年。在缺乏有效治療藥的情況下，受害者持續增加。

對抗新型冠狀病毒的疫苗，就在疫情中以驚人的速度開發並邁入實用化。而且不是沿用其他別的疾病的疫苗，而是新型冠狀病毒專用的疫苗。

開發新疫苗一般來說需要10年，但新冠疫苗卻在短短幾個月間就開發出來，實在令人訝異。

這次開發的新型冠狀病毒疫苗稱為**RNA疫苗**。這是由病原體組成成分的設計圖RAN製成的疫苗，也稱為基因疫苗。將這種疫苗注射到肌肉內（肌肉注射），病原體固有的蛋白質就會依照RNA的指示在肌肉內合成。如此一來，就能產生對這種蛋白質的免疫反應，幫助預防疾病。

RNA疫苗是透過具有抗原蛋白質基因資訊的RNA將抗原接種到生物體上，屬於採用分子生物學技術的最尖端免疫法。其優勢

就在於能夠迅速開發。

## ●RNA疫苗的機制解明？

RNA疫苗的特徵，就在於兼具減毒疫苗與胜肽疫苗的優點，既能夠產生強大的細胞性免疫，也能夠確保「安全性」。

除此之外，就合成容易、保存性優異、符合經濟效益，免疫反應能夠長期持續等面向來看，也比傳統疫苗優秀，可說是成為目光焦點的次世代疫苗。

據說其針對預防愛滋病、流感等傳染病，以及癌症、過敏、阿茲海默等疾病的開發研究也正在進行，將來的發展令人期待。

使用RNA的新型疫苗

## 毒與藥之窗

# 兔子的乙醚臭味藏在哪裡呢？

據說戰後糧食缺乏的時期，解剖兔子的生物系學生，想要將這隻兔子煮成火鍋吃。他們在解剖兔子之前先以乙醚麻醉，據說乙醚很臭，因此烹煮之前所有人都仔細嗅聞生肉確認沒有殘留臭味。

他們確認過後，將肉丟進鍋裡煮，煮好的兔肉鍋看似美味，但夾了一口肉放進嘴裡的學生，卻立刻吐了出來。因為乙醚臭味太嚴重了，根本無法吃。

儘管嗅聞生肉時什麼味道也沒有，但吃下去之後卻出現強烈的乙醚味。乙醚的氣味到底藏在哪裡呢？當時的學生猜測，「氣味或許封在細胞膜裡」。

沒錯，據說現代的麻醉也與細胞膜有關，但其他部分依然不明。麻醉生效的機制不明、麻醉的氣味為什麼會藏在細胞膜裡的詳情也不明⋯⋯麻醉的世界似乎充滿謎團。

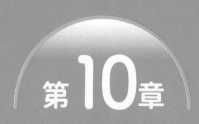

第10章

# 救人性命的
# 「未來醫藥品」預備軍

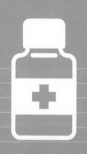

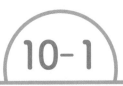

# 改變藥劑概念的 「分子膜抗癌藥物」

## ── 超分子的藥劑

　　人類的歷史也可說是醫療進步的歷史吧？人類一路走來，都將其智慧的大部分奉獻給醫療。免受傷口疼痛與疾病之苦的生活，可說是人類永遠的憧憬。

　　人類長久以來都尋求醫藥品與治療方法。最早可追溯到古埃及的莎草紙文明與中國的神農時代。近年隨著18世紀後的工業革命與化學發展，新的強效醫藥品，就隨著從天然醫藥品中分離出藥效成分，分析其分子結構並開發出合成醫藥品而登場。

　　而另一方面，天然醫藥品也不落於人後，前面也提過，進入20世紀之後，獲得了抗生物質這種驚奇的醫藥品。

　　20世紀的化學界也開發出新形態的分子結構物。這是由許多分子集合在一起所構成的「超越分子的新分子結構體」，稱為**超分子**。液晶就是其中一個例子，其所製成的電視與手機螢幕，對於我們的日常生活已經不可或缺。

　　除了這些應用之外，現在也發現超分子作為血紅素與DNA等，在生物體內發揮重要的作用，而現在超分子也開始進軍醫療領域。首先就來說明超分子的原理。

## ●分子在水面形成「分子膜」

有機分子包含像酒精那樣能夠融於水的親水性物質,以及像石油那樣不融於水的疏水性物質。不過,也有在一個分子當中,「同時具備親水性部分與疏水性部分的分子」,稱為兩親分子。身邊常見的清潔劑等介面活性劑就是其典型。

圖10-1-1是肥皂的分子。$CH_3-CH_2-CH_2\cdots$的碳氫化合物屬於疏水性部分,COONa則是親水性部分。

圖10-1-1 ● 同時兼具親水性與疏水性的肥皂分子

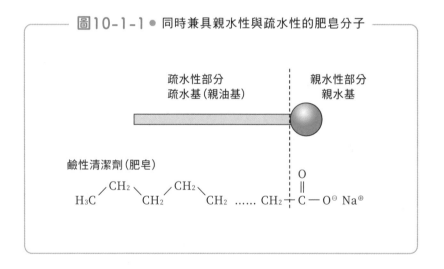

將這樣的分子融解於水,親水性部分就會進入水中,疏水性部分則因為排斥水,因此以彷彿倒立一般的狀態浮於水面(圖10-1-2)。當這樣的分子濃度提高,水面就滿滿地覆蓋著兩親分子,這樣的狀態就像是「分子形成的膜」,因此稱為**分子膜**。聚乙烯(塑膠)也是一種分子形成的膜,但那是由長條形絲狀高分子交織而成的物質,因此不會稱為分子膜。

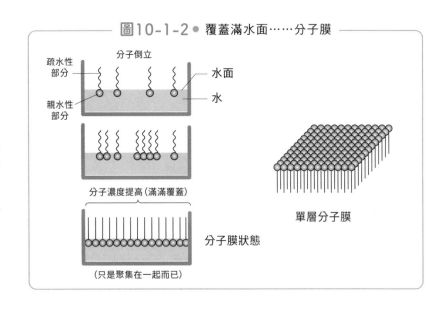

圖10-1-2 ● 覆蓋滿水面……分子膜

疏水性部分
分子倒立
水面
親水性部分
水
分子濃度提高(滿滿覆蓋)
分子膜狀態
（只是聚集在一起而已）
單層分子膜

　　分子膜的特徵是，雖然是由許多分子緊密地聚集在一起，分子之間卻沒有結合。分子彼此不互相結合，只是聚集在一起而已，因此不受任何分子限制，能夠自由自在地移動。這些分子無論是要脫離分子膜潛入水中，還是要回歸成為分子膜的一部分都是自由的。

　　分子膜可以重疊（圖10-1-3），像這樣形成的膜稱為**雙層分子膜**。分子膜也可以形成袋狀的雙層分子膜（囊泡），譬如泡泡或細胞膜。

　　實際的細胞膜在雙層分子膜當中夾著蛋白質與膽固醇等各種物質。這些物質就像浮在水面的小船一樣，可以在膜內自由移動，也可以從膜脫離。

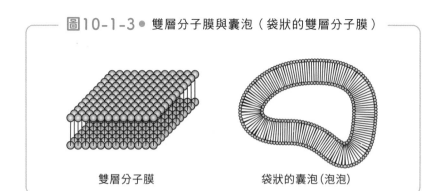

**圖10-1-3** ● 雙層分子膜與囊泡（袋狀的雙層分子膜）

雙層分子膜　　　　　袋狀的囊泡（泡泡）

## ● 發揮抗癌藥物效果的「囊泡」

埋入細胞膜的蛋白質，其周圍覆蓋著蛋白質固有的脂肪（境界脂質）。

使用人造囊泡製造埋入癌細胞蛋白質固有的境界脂質製造偽細胞（假的細胞）。將這種偽細胞放

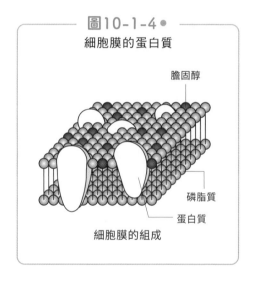

**圖10-1-4** ●
細胞膜的蛋白質

膽固醇

磷脂質

蛋白質

細胞膜的組成

在癌細胞附近，癌細胞的蛋白質就會脫離其細胞膜，往假的分子膜移動。

結果發生什麼事呢？細胞膜中的蛋白質多半發揮酵素的作用，在維持生命活動的生化反應中扮演重要的角色。失去這樣的蛋白質意味著細胞無法充分進行生存所需的必要生化反應，換句話說細胞就會死亡。這代表癌細胞消滅，癌症治癒。也就是說，

囊泡發揮作為抗癌藥物的效果。

## ●囊泡改變抗癌藥物的概念

抗癌藥物改變了傳統的藥物概念。傳統的藥物是透過藥物分子本身來治療疾病，由藥物分子獨自對抗病原。但這種囊泡抗癌藥物卻不同。

構成囊泡的兩親分子沒有任何作為藥劑的能力，境界脂質也一樣。

但兩親分子製造了囊泡這種分子結構體，與境界脂質組合成結構體「偽細胞（假細胞）」，就能發揮抗癌作用。

由於這是透過超分子的結構本身來抗癌，可說是顛覆了傳統醫藥品的概念。傳統的藥劑戰，無論藥劑再怎麼厲害，都是由力量強大的總帥獨自對抗敵人，至於超分子戰的每個成員都是沒有力量的雜魚，但排成陣形就能抵抗難纏的對手。正可說是現代戰爭的體現吧？

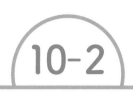

# 10-2

## 分子膜能夠製成癌症疫苗！

—— 免疫的抗原抗體反應

　　上一節的例子著眼於失去膜蛋白質而死掉的癌細胞，本節則把目光轉向獲得蛋白質的偽細胞。

### ●癌症疫苗誕生

　　偽細胞獲得了癌細胞的蛋白質，換句話說就是得到了部分癌細胞的性質。但偽細胞再怎麼說都是假的細胞，既不可能增殖，也不可能變成癌症腫瘤。

　　雖然具備病原菌的性質，卻沒有增殖能力……這到底是什麼東西呢？從疫苗的角度來思考，這就是「癌症抗原」。如果這種癌症抗原進入體內，或許就能夠透過免疫的抗原抗體反應形成對癌症的抗體，具有癌症的免疫力。這麼一來，「癌症疫苗」就誕生了。

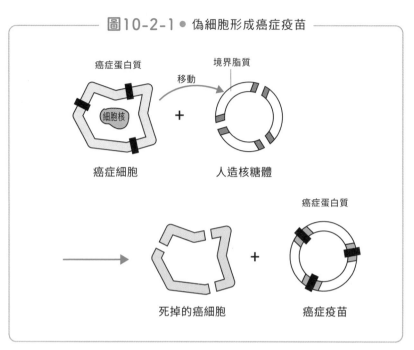

圖10-2-1 ● 偽細胞形成癌症疫苗

癌症蛋白質　　　　　境界脂質

移動

細胞核

癌症細胞　　　　　　人造核糖體

＋

癌症蛋白質

＋

死掉的癌細胞　　　　癌症疫苗

　　據說這樣的研究方針，在癌症疫苗以外的領域也取得了一定的成果，能夠應用在其他許多疾病的疫苗上。

## ●不需要太擔心副作用的疫苗

　　現在製作疫苗時，使用的是雞蛋或小動物等動物性的天然物質。但如果使用天然物質，其本身可能成為抗原，又會產生新的抗體……產生這種與免疫有關的問題。換句話說，與疫苗有關的免疫反應，可能會引起副作用。

　　但人工囊泡沒有利用天然物質，或許就不需要擔心引發這樣的免疫反應及副作用吧？

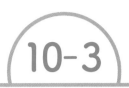

# 只攻擊目標的藥劑

## —— 分子膜DDS

抗癌藥物的其中一個問題點，一般來說就是副作用強烈。而造成副作用的其中一項原因，就是抗癌藥物不只會攻擊癌細胞，也會攻擊正常細胞。

### ●只攻擊目標的DDS

該如何避免這樣的副作用呢？那就是<u>讓抗癌藥物只專注攻擊癌細胞即可</u>。像這種只將藥劑送到特定目標的系統，一般稱為DDS（藥物遞輸系統，Drug Delivery System）。

我們能夠透過下列的模型想像其原理。首先利用手術在癌細胞附近埋入磁鐵。接著在高分子製作的極小微膠囊中，裝入抗癌藥物與鐵粉讓患者服用。接著隨血流移動的膠囊聚集到癌細胞附近（磁鐵與鐵），在那裡停留，最後膠囊融解，釋放出裡面的藥劑（抗癌藥物）。

### ● 「癌蛋白質＋囊泡」的組合

作為這種微膠囊受到矚目的依然是囊泡。而作為檢測癌細胞

的感測器而受到矚目的，則是存在於癌細胞細胞膜中的蛋白質。

　　實際做法是將癌蛋白質埋入囊泡的雙層分子膜當中，這麼一來，囊泡就會因為蛋白質之間的親和性而被吸引到癌細胞附近，就像病毒寄生在細胞膜上一樣。

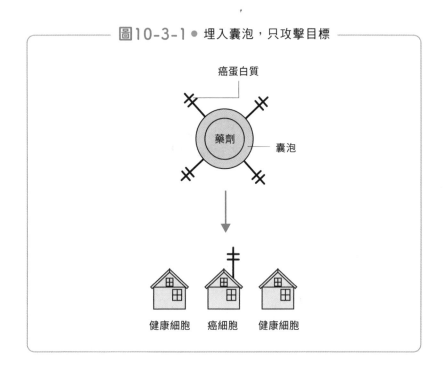

圖10-3-1 ● 埋入囊泡，只攻擊目標

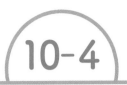

# 10-4

# 製作對DNA有效的醫藥品

## ── 精準醫療、基因編輯

　　人體細胞內的核酸DNA是「遺傳的指揮中心」，DNA中刻劃著一個人的所有資訊，不用在醫療實在太可惜。

### ●適合每一個人的醫藥品

　　生病就該吃藥，而這些藥物依照症狀來分類，譬如感冒藥、胃腸藥、眼藥水等，我們會從中選擇適合症狀的來使用。

　　試著將選擇藥物的行為用購買套裝來比喻。感冒時去藥局選擇感冒藥的行為，就像是去服飾店購買現成套裝。現成的套裝製作成大眾化的款式，誰來穿都不會不合適，但也稱不上服貼。

　　據說未來的藥物，將和裁縫店的套裝一樣以量身打造的方式製作（精準醫療）。換句話說就是解析患者的DNA，根據每個人的基因序列調配適合的藥物。

　　就算是相同的藥物，也會對某些人有效，對某些人沒效。據說一般藥物能夠對70％的人發揮作用，其餘30％的人就沒什麼效果。至於抗癌藥物，有效的人甚至可能低於30％。當然，副作用也有很大的個人差異。

精準醫療則是分析每一名患者的DNA，參考其基因資訊，開立出「最有效，而且副作用也最少的藥物」。

藥物也逐漸開始反映出患者的特質。

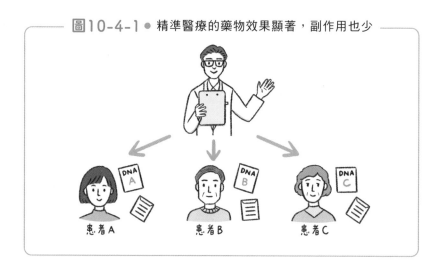

圖10-4-1 ● 精準醫療的藥物效果顯著，副作用也少

患者A　　　　　患者B　　　　　患者C

## ●改造體細胞的「基因編輯」

將DNA應用在醫療的嘗試從各個方面進行，但DNA關係到人類的未來，操作DNA必須謹慎，不可輕率。因此就算是理論上應該可行的療法，在付諸實行時也會遇到困難。有時候從倫理面喊停也是理所當然。

體細胞的基因改造治療就是在這個情況下進行的實驗。操作生殖細胞的DNA將對下一個世代造成深刻影響，但如果是與生殖無關的體細胞，在一定條件下改造基因應該無所謂吧？

不過，這種情況的DNA操作稱為「基因編輯」，而非「基因改造」。

## ●治療不治之症的曙光

基因改造是將基因中的一部分替換成其他人或是其他生物的基因，換句話說就是基因交換。如果對植物採取基因改造，甚至有可能製造出由小黃瓜與茄子組成的「嵌合體植物」。嵌合體（chimera）這個字源自於希臘神話中登場的怪物**奇美拉**，這個怪物有著獅子的頭、山羊的身體、龍（或是大蛇）的尾巴，簡而言之就異質同體。

換句話說，基因改造是一種非常危險的方法，不知道會製造出什麼東西。

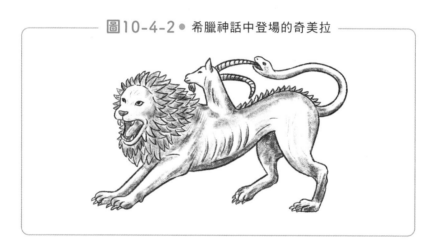

圖10-4-2 ● 希臘神話中登場的奇美拉

至於「基因編輯」則不涉及與其他個體之間的基因交換，指的是將自己DNA當中「病態且不需要的部分去除」，或是「改變基因排列順序」等操作，因此不需要擔心創造出奇美拉。

基因編輯的對象是藥劑無法治療的基因疾病。操作方式是將患者的DNA取出，去除造成疾病的部分之後，加入正常的部分並放回原本的地方。

這個實驗才剛開始，討論成果還太早，但確實對於原本無藥可醫的基因疾病，帶來一絲治癒的曙光。

## 毒與藥之窗

# 基因編輯食品

醫療面的基因編輯尚在研究當中，不過食品面的基因編輯已經邁入實用的階段。

其中一項成果就是增加肌肉量的鯛魚。鯛魚的DNA當中，含有抑制肌肉細胞成長的基因「肌肉生長抑制素」，而這項成果就是使用基因編輯技術破壞這種基因的一部分。據說基因編輯後的鯛魚，含肉量是普通鯛魚的1.2倍。但如果將這種鯛魚放生到大自然中，可能對其他魚類造成影響，因此只作為養殖用。

除了鯛魚之外，也對虎河豚進行同樣的研究，此外也正在開發含有大量能夠幫助降血壓的GABA成分的番茄。今後似乎也有機會開發出各種高機能食品。

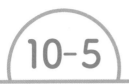

# 10-5
## iPS細胞治療 罕見疾病的王牌

—— 使用體細胞製造藥劑

　　山中伸彌教授因製造出iPS細胞的功績，而在2012年獲得諾貝爾生理學或醫學獎。如今，iPS細胞已經成為治療罕見疾病的王牌，在各個方面發揮作用。

### ●胚胎細胞是終極幹細胞

　　細胞會逐漸增殖，一個細胞分裂成兩個，兩個又分裂成四個。第一個細胞稱為母細胞，接著分裂而出的兩個細胞稱為子細胞，而這兩個子細胞會長成和母細胞一模一樣的細胞。一般的細胞與一般的細胞分裂確實是這樣沒錯。

　　但有一種細胞，分裂而出的兩個子細胞中，一個會長成與母細胞相同的細胞，另一個卻會長成不同的細胞。引起這種特殊細胞分裂的母細胞就稱為**幹細胞**。

　　有些幹細胞中，生成的兩個子細胞都與母細胞不同。各位或許會覺得這樣的現象不可思議，但絕對不是異常分裂。卵細胞受精形成的胚胎細胞就是這樣的細胞

　　胚胎細胞雖然只有一個，卻能夠透過反覆的分裂，形成頭、

手、腳、眼睛、骨骼、指甲與頭髮。如果胚胎細胞只會形成相同的細胞，動物就不會像現在這樣發育生成了。換句話說，胚胎細胞就是終極的幹細胞。

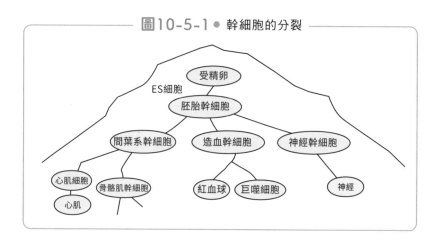

圖10-5-1 ● 幹細胞的分裂

## ●iPS細胞的潛力

移除身體中壞掉的部分，用其他健康的部分取代，這樣的概念就是「移植」。不過能夠移植的人體零件（器官）無法輕易取得，就算有幸獲得這樣的器官也順利移植，仍存在免疫問題（排斥反應）。

但如果擁有與自己DNA相同的胚胎細胞，並使用這樣的細胞培養出器官，那麼就能解決所有的問題。胚胎細胞可以製造出人體任何想要的部分，譬如心臟、眼睛、毛髮等。

而如果讓胚胎順利成長下去，就能夠長成某個個人的細胞。操作胚胎細胞就相當於操縱一個人的命運，存在著倫理上的問題。

因此，科學家朝著是否能夠「運用一般的體細胞，以人工方式製造出幹細胞」的方向進研究，最後iPS細胞就在山中教授的研究中誕生。

　　iPS細胞的原料是患者本身的體細胞。由於不是胚胎細胞，所以當然沒有倫理問題，也不會產生免疫的排斥反應。

　　培養iPS細胞能夠製造出患者罹病部位的細胞塊，將其移植到這個部位就能徹底治癒疾病。這是未來的移植療法，現在已經展開各種研究，並取得良好的成績。

　　如果這所有的研究都成功，治療疾病時只需要切除病變部位，並將iPS細胞製作而成的新器官移植過去即可。這麼一來所有的疾病都能治癒。簡直就是萬能的醫藥品。

## ●精準醫療與iPS細胞配套使用

　　精準醫療就如同我們在上一節所看到的（參考第241頁），製造這樣的醫藥品就和訂製套裝一樣需要試穿與假縫，因此必須由患者本人嘗試藥物。

　　但重複這樣的實驗將對患者造成嚴重的負擔，甚至可能導致症狀惡化而陷入病危。

　　這時登場的就是iPS細胞。使用iPS細胞製造病變部的細胞塊，以此作為實驗體，進行藥物的檢查與調配。就這層意義來看，真正的精準醫療醫藥品，或許必須與iPS細胞配套使用才行。

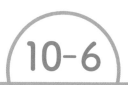

 # 人類能夠長生不老嗎？

―― 長生不老藥

　　對於長生不老的冀求，似乎不分古今中外都一樣。許多王公貴族不惜砸下重金，前往全世界尋找長生不老藥。秦始皇（西元前259～西元前210）命令家臣徐福（也被稱為徐市）「去蓬萊仙山把仙人帶回來」就是有名的故事，也因此留下徐福前來日本的傳說。

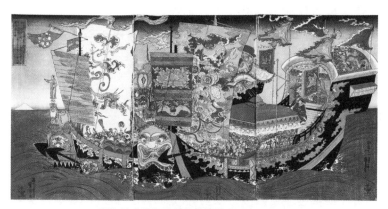

出海尋求長生不老藥的徐福（畫：歌川國芳）

## ●全世界都在尋找「長生不老藥」

　　中國有「長生不老」的仙人，仙人開立的處方就是仙丹，而

製造丹藥的技術體系則稱為煉丹術。但這是可怕的祕藥，必須冒著生命危險服用。除此之外，中國還有甘露、大歲等藥物。

印度在春藥與長生不老方面也擁有悠久的歷史，與中國並駕齊驅。印度甘露與蘇摩就是其引以為傲的兩大祕藥。

至於希臘，諸神以宙斯為王居住在奧林帕斯山，而那裡也有被視為長生不老藥的神酒。

雖然不像印度與希臘那樣夢幻，中世紀的阿拉伯與歐洲也存在著以開發出長生不老藥為目標的**煉金術士**。雖然沒有實際開發出來，但卻成功預言了具有長生不老效果的藥物。這種藥物就是「賢者之石」，或者也被稱為「elixir」。

## ●海拉細胞就是長生不老的解答？

事實上，現在確實存在著被視為長生不老的「生物體」，那就是被稱為**海拉細胞**（Hela Cells）的癌細胞。

1951年，名為海莉耶塔・拉克斯（Henrietta Lacks）的女性在31歲時因子宮頸癌而病逝於美國的大學醫院。她的癌細胞被放進玻璃容器內繼續培養，直到今天依然持續增殖。「海拉（Hela）」就是她的姓與名的前兩個字縮寫。

但生命必然會走向終點，許多數據都證實這點。細胞雖然會分裂，但其次數大約是15 次，超過這個次數細胞就會死亡。一般認為身為細胞集合體的我們也是如此。

核酸DNA的研究也支持這項事實。DNA掌管遺傳，隨著細胞分裂而分裂・再生，由母細胞將遺傳資訊傳承給子細胞。因此母DNA與子DNA照理來說應該一模一樣，但兩者實際上卻是不同

的。並非構成DNA的所有部分對於遺傳而言都是必須。

　　DNA前端有稱為端粒的部分。DNA分裂・再生時，端粒的前端不會跟著再生。換句話說，隨著反覆的分裂與再生，端粒將會變得愈來愈短。就像剪下列車的回數票一樣。

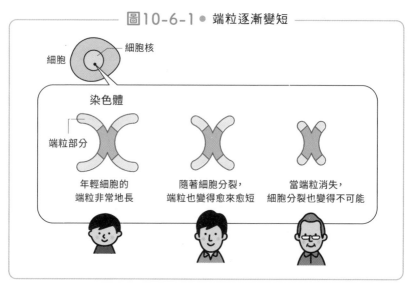

**圖10-6-1 ● 端粒逐漸變短**

細胞

細胞核

染色體

端粒部分

年輕細胞的
端粒非常地長

隨著細胞分裂，
端粒也變得愈來愈短

當端粒消失，
細胞分裂也變得不可能

　　當端粒部分消失，DNA就不可能再分裂，這個細胞也就迎向死亡。分裂活躍的生殖細胞端粒約有一般細胞的兩倍長。

　　不過，有一種酵素能夠製造端粒，稱為端粒酶。這種酵素存在於生殖細胞與癌細胞當中。如果能夠透過藥物補充端粒酶，或許就能獲得真正的長生不老。

　　但這說不定是身為癌細胞的長生不老。

# 八百比丘尼

長壽固然是許多人的理想，可活得太久說不定反而會成為重擔。接下來要介紹的，是以「八百比丘尼傳說」在各地傳承的民間故事。

某個男人接受陌生男人的邀請，去他家享用大餐。這個男人偶然間看到對方以人魚肉製作料理，因為太噁心了，根本無法入口。

他好不容易找了藉口推辭，雖然不必當場吃掉，還是當成伴手禮帶回家，結果男人的女兒在不知情的情況下吃下肚，從此以後女兒就變得不老不死。雖然女兒後來也繼續住在村子裡，卻與好幾名丈夫死別，認識的人也都死光了。

她在不得已之下出家，成為比丘尼離開村子在全國遊歷，最後來到若狹的小濱，遇到那裡的國主。由於國主臥病不起，女兒便將200年的壽命轉讓給國主，自己則當場死亡，據說年齡已經八百歲了。日本各地都有這樣的傳說，每個地方對她的稱呼都不太一樣，也有些地方稱她為「白比丘尼」。

……八百比丘尼就是這樣的故事。如此看來，「長生不老」實在不是一件幸福的事情。過於長壽或許是不幸的根源吧？

# 索 引

國家圖書館出版品預行編目(CIP)資料

活躍在歷史舞台的藥與毒：有助病人復健的肉毒桿
　菌、可殺人於無形的香水……無數次改寫人類命
　運的善惡化學！／齋藤勝裕著；林詠純譯. -- 初
　版. -- 臺北市：臺灣東販股份有限公司, 2023.09
　254面；14.8×21公分

　ISBN 978-626-329-994-8（平裝）

　1.CST：毒理學 2.CST：藥理學

418.8　　　　　　　　　　　　112012493

DOKU TO KUSURI NO KOTO GA ISSATSU DE MARUGOTO WAKARU
© KATSUHIRO SAITO 2022
Originally published in Japan in 2022 by BERET PUBLISHING CO., LTD., TOKYO.
Traditional Chinese translation rights arranged with BERET PUBLISHING CO.,
LTD., TOKYO, through TOHAN CORPORATION, TOKYO.

日文版STAFF
書籍設計　三枝未央
編輯協力　編集工房シラクサ（畑中隆）
插圖　　　ナカミサコ

# 活躍在歷史舞台的藥與毒
有助病人復健的肉毒桿菌、可殺人於無形的香水……
無數次改寫人類命運的善惡化學！

2023年9月1日初版第一刷發行

著　　　者　齋藤勝裕
譯　　　者　林詠純
編　　　輯　魏紫庭
封面設計　水青子
發 行 人　若森稔雄
發 行 所　台灣東販股份有限公司
　　　　　　＜地址＞台北市南京東路4段130號2F-1
　　　　　　＜電話＞(02)2577-8878
　　　　　　＜傳真＞(02)2577-8896
　　　　　　＜網址＞http://www.tohan.com.tw
郵撥帳號　1405049-4
法律顧問　蕭雄淋律師
總 經 銷　聯合發行股份有限公司
　　　　　　＜電話＞(02)2917-8022